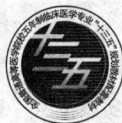

全国普通高等医学院校五年制临床医学专业"十三五"规划教材配套教材

U0741812

医学心理学实验指导

（供基础医学、临床医学、预防医学、口腔医学相关专业用）

主　　编　刘传新　刘可智

副 主 编　梁雪梅　董再全

编　　者　（以姓氏笔画为序）

王立金（蚌埠医学院）

王国强（江南大学无锡医学院）

吉宇波（内蒙古医科大学）

朱　伟（南京医科大学无锡医学院）

乔聚耀（济宁医学院）

刘可智（西南医科大学）

刘传新（济宁医学院）

张　斌（湖南中医药大学）

张东军（新乡医学院）

段熙明（济宁医学院）

曹磊明（江南大学无锡医学院）

梁雪梅（西南医科大学）

谌利民（皖南医学院无锡临床学院）

董再全（四川大学华西临床医学院）

秘　　书　张东军　张　萌　田艳君

中国医药科技出版社

内容提要

本教材是"全国普通高等医学院校五年制临床医学专业'十三五'规划教材"《医学心理学》的配套实验指导教材。本教材包括绪论、心理学基础实验操作、心理学测评实验操作和心理学治疗实验操作四部分内容，共39个具体实验操作。本教材参照目前国内外有关医学心理学实验的最新内容、结合国家心理咨询师考试大纲编写而成。供基础医学、临床医学、预防医学、口腔医学等相关专业教学及在岗人员培训使用。

图书在版编目（CIP）数据

医学心理学实验指导/刘传新，刘可智主编．—北京：中国医药科技出版社，2018.3

全国普通高等医学院校五年制临床医学专业"十三五"规划教材配套教材

ISBN 978-7-5067-9860-0

Ⅰ.①医… Ⅱ.①刘… ②刘… Ⅲ.①医学心理学–高等学校–教材

Ⅳ.①R395.1

中国版本图书馆 CIP 数据核字（2017）第 307954 号

美术编辑 陈君杞

版式设计 张 璐

出版　中国医药科技出版社

地址　北京市海淀区文慧园北路甲 22 号

邮编　100082

电话　发行：010-62227427　邮购：010-62236938

网址　www.cmstp.com

规格　787×1092mm $^1/_{16}$

印张　12 $^1/_4$

字数　237 千字

版次　2018 年 3 月第 1 版

印次　2018 年 3 月第 1 次印刷

印刷　三河市双峰印刷装订有限公司

经销　全国各地新华书店

书号　ISBN 978-7-5067-9860-0

定价 28.00 元

　　本书是"全国普通高等医学院校五年制临床医学专业'十三五'规划教材"《医学心理学》的配套教材，在编写理念上同样坚持以"5＋3"为主体的临床医学教育综合改革为引领，以强化医学生职业道德、医学人文素养教育和临床实践能力培养为核心，将医学心理学实验作为临床实践的重要内容。让学生在掌握了医学心理学理论的基础上，将理论与实验相结合，用心理因素更加直观、可量化的方式让学生加以体会和学习。本教材参照目前国内外有关医学心理学实验的最新内容、结合国家心理咨询师考试大纲编写而成。在编写过程中坚持以医学心理学实验研究的基本理论和实际应用为基础，突出医学心理学基础实验操作、心理测评实验操作和心理治疗实验操作。

　　本教材分为四章：第一章绪论，介绍医学心理学实验研究的基本理论；第二章是心理学基础实验操作；第三章是心理测评实验操作；第四章是心理治疗实验操作。

　　本教材所有编写人员均是长期从事医学心理学、临床心理学和精神病学等领域的教师、临床医生及心理治疗师。本教材能得以成稿离不开各位编委的辛勤劳动与付出。

　　由于心理学的快速发展及编写人员的水平所限，书中难免存在一些疏漏之处，敬请各位同行、专家和学生在使用过程中提出宝贵意见和建议，以便再版时及时得到更正和修改。

编者

2017 年 9 月

目录
CONTENTS

第一章 绪 论

医学心理学（medical psychology），是研究心理活动与心理过程相互影响的一个心理学分支。它将心理学的理论、方法与技术应用到医疗实践中，是医学与心理学结合的一门新兴边缘学科。医学心理学包括基本理论、实际应用技术和客观实验等内容。它研究和解决人类在健康或患病以及二者相互转化过程中的一切心理问题，即研究心理因素在疾病病因、诊断、治疗和预防中的作用。医学心理学实验则是揭示和让人们科学认识这些心理因素如何在人体健康和疾病治疗中发挥作用的重要方法和手段。

第一节 医学心理学实验研究的基本理论

一、心理动力学派

该学派创始人弗洛伊德（Sigmund Freud，1856—1930）认为人们的心理活动就像漂在海上的一座冰山，觉察到的意识只不过是露出海面的一小部分，潜藏在海平面下的那一大部分是潜意识。发生在很久以前曾引起过情感强烈波动的一些生活事件，表面上似乎被遗忘了，实际上并未从记忆中消失，只不过被压抑在潜意识中。与这些事件相伴随的被压抑的情感，也是蠢蠢欲动，造成各种心理冲突，影响个体行为或成为患病的原因。

弗洛伊德将心理活动解剖为三个层次：意识、前意识和潜意识。

1. 意识（consciousness） 是当前注意到的心理活动，感知外界的条件刺激。遵循"现实原则"，即合乎社会规范和道德标准的各种观念才能进入意识界。

2. 前意识（preconsciousness） 是当前未曾注意到，但一经他人提醒或自己集中注意、努力回忆即可以进入意识的心理活动，介于意识与潜意识之间。其作用是保持对欲望和需求的控制，使其尽可能按照外界现实要求和个人的道德来调节，是意识和潜意识之间的缓冲。

3. 潜意识（unconsciousness） 潜意识的概念是弗洛伊德学说的基础，是人类心理原动力所在，其活动是遵循"享乐原则"。欲望主要是力比多（lipido），凡能引起快感满足自己需要的活动皆属于"性（欲）力"的活动。

弗洛伊德将人格分为本我（id）、自我（ego）和超我（superego）。"本我"是人格的原始部分，包括各种本能欲望，有即刻要求满足的冲动倾向，处于潜意识的最深层，按"享乐原则"行事。"超我"是人格最后形成的最文明的部分，是道德和良心的自我，按"至善原则"（principle of ideal）行事，按社会伦理道德监督"自我"的表现。"自我"存在于意识中，按"超我"的要求，采取社会所允许的方式，指导自己的行为，按"现实原则"调节和控制"本我"的活动。一旦"本我"和"超我"之间的矛盾冲突达到"自我"不能调节的程度，就会以病理的形式表现出来。于是产生了应付矛盾的防御机制，即心理防御机制（mental defense mechanism）或自我防御机制（Ego defense mechanism），包括：压抑（repression）、升华（sublimation）、投射（projection）、补偿（compensation）、合理化（rationalization）、否认（denial）、倒退（regression）等。每一个个体会使用某一个防御机制来应付生活中的挫折，以减少焦虑。

二、心理生理学派

著名的生理学家坎农（W. B. Cannon）提出情绪心理学说，强烈的情绪变化（恐惧、发怒等）会使动物产生"战斗或逃避"的反应，通过自主神经系统影响下丘脑激素的分泌，导致心血管系统活动的改变。加拿大生理学家塞里（Han Selye）提出了应激适应机制学说，应激（stress）是个体对有害因素的抵御引起的一种非特异性反应，表现为一般适应综合征（general adaptation syndrome，GAS），分为警戒期、抵抗期和衰竭期三个阶段。苏联巴甫洛夫学派提出了高级神经活动学说，认为躯体各器官都受大脑皮层的调节，特别是贝柯夫的皮层内脏相关的研究，表明高级神经活动功能异常时，会向内脏发出病理性冲动，而使内脏功能失调。而心理生理学派近代的代表人物美国的沃尔夫（H. G. Wolff），通过胃瘘观察情绪因素对胃的运动、张力、黏膜血管舒缩和分泌的影响，发现在情绪愉快时，黏膜血管充盈，分泌增加；在愤怒、仇恨时，黏膜充血，分泌和运动大大增加和增强；而在忧郁、自责时，黏膜苍白，分泌减少，运动也受到抑制。这些生理变化如持续下去就会发生病理变化，导致心身疾病时的器质性改变。此外，情绪影响躯体器官的生理活动程度还要取决于遗传素质（易感性素质）和个性特征。有意识的心理活动，对外界刺激的认知、评价是机体生理功能的主动调节者，是导致疾病或促进健康的关键因素。

三、行为学派

行为主义学派的创始人是华生（J. B. Watson），他在1913年发表的《行为主义者眼光中的心理学》创立了"行为主义"理论。他认为心理学是自然科学，只能应用客观观察法进行外部观察，目标是预见并控制人的行为，即只研究刺激（S）与反应（R），至于主观体验、意识、甚至脑的活动都不能作为科学研究的对象，只有行为研究才是心理学。行为学派对医学心理学的早期形成过程有过重大影响。华生受巴甫洛夫条件反射学说和桑戴克的"尝试错误"学习理论的启发，认为人的一些病态体征是学习得来的。斯金纳（B. F. Skinner）设计的动物实验装置"斯金纳箱"被认为是行为主义学派最有代表性的。箱内有一条输送食物的杠杆，当一只饿鼠在箱内自由探索时，偶而按压杠杆后就能得到食物。根据压杆次数的记录得知老鼠进食的行为和学会压杆操作来得到食物的速度。斯金纳发现了与巴甫洛夫不同的条件反射。巴甫洛夫的条件反射只对一个已知的特定刺激做出反应，称应答反应；而斯金纳所发现的是在没有看到外界刺激的情境下的反应，称操作反应。

动物通过自己的操作行为反应，形成了操作性的条件反射或称操作性条件作用（operative conditioning）。斯金纳观察了刺激（S）与反应（R）之间的共同变化，创立了 R = f（S）的函数关系。他把刺激与反应之间的联系称为反射。

医学心理学在形成自己理论体系的发展中，上述三个学派曾起到重大影响。此外，也有人从社会学和社会心理学的角度来探讨社会变量对人的健康的影响，但没有像上述三个学派那样形成体系。同时，随着科学的进步，社会文化因素在健康和疾病的问题上日益表现出其重要性，任何一个学派的理论思想都不能不考虑社会因素的重要作用。医学心理学是心理学的一个分支，但也有自己的特点。其理论原则主要内容如下。

1. 理论依据　解决任何问题时都应先提出工作假说，然后通过实践来证实、否定或修改这种假说即理论依据。不同理论基础会有特殊的研究方法，如动力心理学派采用心理分析方法，行为主义用条件反射方法。有时同一种方法也可为不同理论服务，但在具体做法和解释结果时却彼此不同。

2. 科学性　科学研究必须有科学性，增强科学性的方法首先是要有科学态度，即实事求是的态度。其次是实践，医学心理学是一门既有理论又有实践的学科。如果不亲自动手，只知道一些理论而不能解决实际问题，这种理论是无用的。

第二节　医学心理学实验研究的应用

现代医学不仅要阐明心理社会因素对健康和疾病的作用和机制，寻求人类战胜疾病、保持健康的心理途径，还为整个医疗卫生事业提出心身相关的辩证观点和科学方法，同时也要提出恰当的临床技术和合理的养生保健措施。像教育心理学和运动心理学一样，医学心理学把心理学的系统知识、理论、技术、方法和研究成果，与医疗实践结合，应用到各个医疗机构，例如，综合医院、专科医学、精神病院、诊所、疗养院、康复医院；工厂、学校和机关的保健室、基层卫生院、各级卫生防疫机构、儿童行为指导中心、青少年健康服务中心；也应用到海底、高空、远航、沙漠、矿山等作业的特殊职业群体，以及职业学校、盲聋哑学校、特殊儿童学校、工读学校和监狱等群体。总之，它要解决各种影响人们心身健康的心理学问题。

一、研究心理因素在各类疾病中的作用规律

医学心理学认为：在人的健康和疾病问题上必须坚持心身统一的观点。据此可把疾病归入以下三种类型。

1. 第一类疾病　致病因素直接或首先作用于大脑，病理改变主要在脑。这类疾病主要包括神经病学中与脑损害有关的一些疾病和精神病学中绝大部分的疾病，其中心理因素有时是主要的致病因素，有时则成为诱发因素。例如，在神经官能症、反应性精神病中，心理因素是主要的致病因素；在精神分裂症、某些脑器质性精神病中，心理因素则是诱发因

素。外界的社会致病因素反映到人脑中就成为心理的刺激因素。这些心理的刺激因素能否成为心理的致病因素还要取决于个体的主观评价、态度及过去积累的知识、经验和应付能力。所以分析大脑疾病的病因和发病机制时常常可以观察到心理因素和生物因素在相互起着作用。

2. 第二类疾病　致病因素直接或间接作用于大脑以外的躯体各系统器官，病理改变主要发生在各器官。这类疾病包括除神经病科的大脑疾病和精神病科疾病以外的临床各科的大部分疾病。其中心理因素起着重要作用的那些疾病就称为心身疾病。在内科、外科、妇产科、小儿科、皮肤科、眼科、耳鼻喉科、口腔科中有很多疾病已被公认为心身疾病。例如，心绞痛发作时有濒死感，得悉自身患不治之症时有恐怖感，有时甚至产生多疑、思维混乱等精神症状。即使在致病因素中未发现有明显的心理因素作用，患者因感染、中毒或发热影响大脑功能时，也会出现意识模糊、恐惧情绪、视听幻觉或被害妄想等精神症状。

3. 第三类疾病　致病因素大都是物理、化学因素直接作用于躯体各部分器官，病理改变是明显的局部器官或组织损伤。这类疾病占临床各科中一小部分，如突然的外伤、骨折、烧伤、中毒等，作为致病因素来说，心理因素是没有参与的。但是，由于患者的个性特征和对疾病的主观评价所造成的心理紧张状态，或称继发性心理病因却影响着疾病的进程。这种继发的心理刺激可影响原来疾病的愈合过程。例如，大型手术前患者的心理状态如何，常常影响手术过程是否顺利、术后反应是否严重以及术后的愈合过程。术前有轻度焦虑者，反映了患者心理适应功能正常，手术效果较好；如焦虑严重，反映患者心理高度紧张，手术效果较差；有些患者并无焦虑主诉，却有心悸、出汗等症状，这是强充好汉以压抑内心恐惧的表现，会影响术后的心理适应，效果不好。

二、研究心理因素对身体各器官功能的影响

外界刺激作用于人体时，可引起中枢神经系统本身和由该系统所支配的躯体各系统、各器官广泛的生理反应，以及相应的神经递质和神经分泌等生物化学反应。详细地说，外界刺激作用于人的感官，引起神经冲动，经周围神经和脊髓的感觉束到达脑干时，一部分神经冲动经特殊传导通路至丘脑再到达大脑皮层感觉区及引起认知和情绪活动的其他皮层区；另一部分经网状结构非特殊传导通路，一方面与脑干、脊髓其他神经元横向广泛联系，另一方面经下丘脑、边缘系统到达相应的大脑皮层区。由此可见，外界刺激可同时引起机体的心理反应和生理、生化反应。当外界刺激达到一定程度，传入的神经冲动不仅引起机体较强的生理、生化反应，而且同时被意识到，转为心理反应和情绪体验。这些心理反应反过来又调节着机体生理、生化反应的强弱。心理反应的程度往往可以情绪的体验和表现来标志。机体对外界有害因素的反应称为紧张状态或应激（stress）。心理应激包括两个概念：一是指外界社会、文化因素所带来的令人烦恼不安的信息（如工作或学习上的失败和挫折、人际关系中的冲突、生活中的意外变故和打击）能引起心理上的一般反应，称为应激事件（应激原）；另一是指遭遇到单个或多个应激事件后所产生的偏离平时反应的状态，称应激状态。所以心理应激不仅研究社会、文化因素如何通过机体的不同特点产生互相不

同的应激反应，而且还研究这类心理应激反应所表现的焦急、愤怒、恐惧等"消极"情绪或"负性"情绪对机体各系统、器官的生理、生化功能的影响。

三、研究个性心理特征对疾病的影响

在个体身上经常地、稳定地表现出来的心理特点称为个性心理特征。由于个性心理特征存在许多差异，就产生了人格（即个性）分型的概念。在医学上，常用人格异常或人格变态这样的术语来标志其个性心理特征已超出常态分布的范围。在许多精神病中可以看到不少患者的个性心理特征有其独特之处，不能不使人考虑在发病前他们的个性心理特征就与正常人的不一样。例如，典型的精神分裂症患者，在病前几乎无一例外地呈现分裂样人格（schizoid personality）。除精神病外，在临床各科的心身疾病中，心理因素的致病作用也体现在患者的气质和性格特征上。研究表明，不同气质和性格的个体对不同应激原（stressor）产生各异的相对固定的生理、心理反应形式，实际上就是他的个性心理特征的表现。又如，"A 型行为类型"（type A behavior pattern，TABP）患者或 A 型人具有雄心勃勃，做事认真，争强好胜，易激动，缺乏耐心，常感时间紧迫，醉心于工作，力争尽善尽美，行动匆忙等性格或行为特征；另一类"B 型行为类型"患者或 B 型人则悠闲自得，不好争强，从容不迫，生活工作有节奏，不计较事业上有无成就。研究发现：A 型人组的胆固醇、甘油三酯、去甲肾上腺素、促肾上腺皮质激素等水平高于 B 型人组，患冠心病的概率和心肌梗死复发率明显高于 B 型人组。

四、研究心理功能对生理功能的调节作用

人的心理活动不仅伴有生理功能的变化，也能调节后者使之受控于自己的意识。如果能控制自己的愤怒情绪，就会使其自主神经系统（即交感与副交感神经系统）的活动处于相对平衡的状态，所支配的脏器的功能不至于受到损害。如果有意识地去控制消极的情绪，采用调节呼吸的办法，同时将注意力集中于躯体某些器官，想象这些器官处于放松的状态，通过学习和训练，就能进一步使躯体内的某些生理功能按自己的意志去活动，焦虑紧张的负性情绪则往往随着想象中全身各部分的放松而逐渐消失。这种用精神控制躯体生理活动的方法，在中医学中是很受重视的。作为一种祛病、强身、养生、益寿的方法加以运用。例如，气功，采用一定的姿势和调节呼吸等辅助方法来使人的整个机体进入一种宁神入静的状态，在这样一种心理状态下能促使机体内各部分的生理机能得到最佳的调整。国外也有类似气功的方法，例如瑜伽、禅宗、静默、渐进性放松和生物反馈等方法。

第三节　医学心理学实验研究报告

医学心理学常用研究方法包括临床法、实验法和测验法。

一、临床法

临床法是医学心理学（特别是临床心理）最常用的一种方法。主要特点是对个人的行为做系统的和综合性的详尽描述，具体做法上还可分个案史法（case history）、观察法（observation method）和调查法（survey method）等。

一般来说临床法有几方面作用：①详尽描述一些罕见的重要现象和事物；②形成假说，通过对详尽的个案的分析和归类而形成新的假说；③印证理论，理论为一般性、概念化。临床法有应用广泛、实施方便、不需要特殊仪器等优点，但在收集历史、观察和调查行为时，较难排除主观和偏见，这样会损害科学性，需要其他客观方法来补充。

1. 个案史法　个案史是医学心理学工作和研究中最基本、最主要的信息来源，其包括家庭史、疾病史、教育背景史、职业和婚姻史、人格发展和形成历程，以及现在的心理状态等。个案史将回忆以往事件和查阅有关记录得来的信息重新组织，属纵向研究或称追踪研究，不限于一时一事，而是长期地、全面地系统描述。

2. 观察法　观察法分为自然观察和控制观察。前者包括在不加控制情况下，对人的行为（包括以往和现在、心理和生理的）进行观察。后者指控制被观察者的条件，或对被观察者做了某种"处理"后对行为改变进行观察。通过观察受试者对检查的态度和在操作中的表现等来印证测验结果，以便对测查内容做出客观结论。同时，观察结果的有效程度取决于观察者的洞察力、分析综合能力、客观性以及被控制条件的严谨性。

3. 调查法　调查手段包括访问、问卷和交谈等。调查范围包括家庭、学校、工作单位，有时还包括医学和司法档案。调查除有针对性以外，还要将调查到的资料加以取舍。因为提供信息的人与被调查的人之间的关系不同，信息有时或者夸大，或者缩小，或者有意歪曲，需要加以判断。

4. 晤谈法　晤谈本身又分为临床评估、咨询和治疗等多种。晤谈的基本法则一致，但因目的不同而各有特点。

二、实验法

实验法在医学心理学研究中占有重要位置，包括实验室内和实验室外两种。实验室内的研究便于控制条件、使用仪器和计算工具，而实验室外的实验研究接近自然，但因为有许多条件不能控制，所以结果分析难度大。例如，行为指导研究，先在咨询室的模拟环境中进行训练，然后过渡到自然的社会环境中。

1. 实验研究基本特征　首先提出实验假说，例如，研究年龄和数字记忆广度的关系，数字记忆广度与年龄增长有关的假设。其次是选择一个可控制的自变量，记忆广度因年龄不同而发生变化，年龄即自变量，记忆广度即因变量。研究结果，记忆广度因年龄增长而加大，到了一定年龄停止增加，到进入老年期反而因年龄加大而记忆广度逐减。

2. 实验分组和样本　如比较正常心境和抑郁心境对时间判断的差异，有两种分组方法：一种是分抑郁心境和正常心境两组人群来进行比较；另一种是同一人群分抑郁心境和正常心境两种状态时进行比较。其中抑郁组（或抑郁状态）为实验组，正常人（或正常心境状态）为控制组或称对照组。对照组在判断时间长短的相差（与实际时间相比）数为基线，实验组在判断时间长短的相差数与对照组的相差数为实验效应。分组原则是对研究目的有影响的各因素都要相一致，或者说要匹配好。取样方法包括随机取样、比例取样、分层取样或分层比例取样等。

3. 实验研究方式 分横向和纵向两种研究方式。如前面所列心境与时间判断正确性的关系研究则属于横断面研究；而同组人，在抑郁心境消失或成为正常心境时的比较就属纵向研究。一般来说，横向研究比较容易，在大样本时有意义；纵向研究困难，如果有足够的研究人数，其意义则更大。

4. 结果处理 结果处理主要是指统计处理，需要掌握计算机软件等微电脑技术进行数据分析与处理。

三、测验法

测验法是临床心理学研究中一种通用而重要的方法，包括心理测验和评定量表两种。测验法应用非常广泛，有关智力、记忆、人格、神经心理、病理心理等的研究都需要应用心理测验或评定量表。其特点是用统一标准的刺激，在标准的情景中对要研究的心理品质做出标准化的计量。在解释测量结果时，往往需要结合临床方法所得的资料，相互印证，提高效度。同时，现代实验法也往往借助测验法选择样本，观察效应。

作为医学心理学专业的学生，应该了解供发表的标准实验报告和学生实验报告的写作程序与规范，这些能力都是良好专业素养的一部分。心理实验报告的基本结构如下。

1. 题目和作者 题目简洁明了，通常要讲出自变量与因变量。每篇文章的题目和作者均位于期刊中醒目位置，如封面、封底或第一页。

2. 摘要 摘要是对整个研究报告提炼，包含对研究问题、探索过程、研究结果、结论以及该研究意义和启示的简要陈述。一般长度不会超过300字。

3. 引言 引言中要明确研究问题，说明研究价值和实验的意义。需要对相关的研究文献进行综述，提供背景材料并明确所要验证的假设，还要给出该假设背后的理论基础。

4. 方法 详细介绍实验操作过程。包含足够的信息以便于其他的实验者能够重复该研究。通常把它分成三个部分：①被试者，要说明被试者的数目、选择方式、年龄、性别以及如何分组等有关情况；②仪器和材料，介绍实验中所用仪器及材料名称，必要时需注明仪器的型号，因为有时同类的仪器，型号不同，结果也可能不同；当使用量表、问卷等手段测试时，这部分就被称为材料；如果材料太长或比较特殊则可以放在附录中；③实验程序，包括指导语、控制条件、实验步骤及统计设计等。

5. 结果 以某种统计手段对原始数据进行适当的整理汇总后，列成图表展示，包括描述性统计和推断统计。描述性统计使用图、表来概括数据，比较直观、鲜明。推断统计则是用来确定差异显著性的。

6. 讨论 根据实验结果对所要解决的问题给予回答，并指出假设是否可靠。对实验结果进行分析、讨论并提出见解，还可以对本实验程序、所用仪器以及进一步研究提出修改建议。

7. 参考文献 列于实验报告的正文之后。只能列出被引用文章，写明作者、文献名称、出版单位、地点、时间和页码等。

（刘传新　梁雪梅）

第二章　心理学基础实验操作

实验一　感觉定位与适应实验

【感觉适应的简介】

感觉适应（sensory adaptation）是由于刺激对感受器的持续作用从而使感受性发生变化的现象，即在同一感受器中，由于长时间的刺激作用，导致感受性发生变化的现象。感觉适应既可引起感受性的提高，也可引起感受性的降低。所有感觉都存在适应现象，但适应的表现方式和速度不尽相同。

进入人脑80%的信息都是通过视觉提供的，研究视觉的感受性就显得极为重要，包括视力、视野和视觉适应等视觉现象。人类肉眼辨别物体细节的能力叫视敏度，也称视力。能辨别物体细节的尺寸愈小，视敏度就愈高，反之愈差。视觉适应是视觉器官的感觉随外界亮度的刺激而变化的过程。比如，由明亮环境进入黑暗环境转换成暗视觉状态称为暗适应（dark adaptation），暗适应在约30分钟时达到最大限度。

【实验目的】

1. 掌握感觉的适应现象的含义。
2. 熟悉暗适应的实验原理和影响因素。
3. 了解暗适应的心理学研究历史。

【实验原理】

视觉适应包括瞳孔大小的改变、视网膜光化学适应和神经细胞的适应过程。暗适应是视细胞的基本感光功能的反映。影响暗适应的因素包括：光刺激的时间、个体观察的时间、缺氧等。暗适应的时间进程，可以通过心理物理学的方法加以精确测定。本实验目的为证明暗适应现象的存在并加以测量。实验假设在一定的条件下，被试者的视敏度随亮度的增加而升高，在到达一定的亮度时，则趋于稳定。利用暗适应仪，通过让被试者识别在环境由明转暗的情况下呈现的数字，来达到测定暗适应的目的。

【实验对象与材料】

1. **对象**　视觉或矫正视觉正常的健康被试者。
2. **设备**　暗适应仪（包括电源开关、明灯刺激键、暗适应反应键、视标键、被试者反应键、暗适应换档键、时间记录屏幕）；实验记录纸；笔。

【实验方法】

本实验是单因素变量被试内设计，自变量为照明度的6个水平（即0mA、5mA、10mA、15mA、20mA和25mA的六个电流等级数），因变量为被试者对实验材料的识别程度及其所用的时间。启动仪器后，让被试者先进2～3分钟的明适应，在此期间，设定初始亮度为0mA。之后打开遮板，给被试者呈现了一张10行的数字卡片，让被试者报告所看见的数字，记录人员迅速地记下被试者所报告的数字。接着一次给被试者呈现5mA、10mA、15mA、20mA和25mA电流强度时的数字卡片，其中每增加二等级，随机抽取另外一张数字卡片呈现给被试者，以防止练习效应的产生。在实验过程中主试者将测试结果计入表2－1中。

表2－1　暗适应测试结果记录表

被试者编号	暗适应档及每档累加时间（分钟）						
	0 档	1 档	2 档	3 档	4 档	5 档	6 档
1							
2							
3							

【实验步骤】

1. 关闭实验室所有光源，调好仪器。整个实验过程在没有光线的黑暗环境中进行。

2. 让被试者坐在暗适应仪器窗口的一面，罩上头部，防止外界光线影响暗适应过程。

3. 主试者按下"明灯"按钮，被试者观察窗口内为明灯环境，同时，计时器开始自动计时，明灯刺激持续五分钟，关掉明灯，同时把暗适应按钮打到第一档（标记为0档），并告诉被试者，如果看到窗口内视标，按反应键报告，并说明视标形状。如反应正确，记录持续的时间，接着马上把暗适应键打到第二档；如果反应错误，则仍用该档继续实验，直到被试者正确判断为止，结果累加时间记录在表2－1中。实验指导语："这是一个暗适应能力的测试，你须将脸部紧贴观察窗，睁大眼睛注视正前方白板。大灯熄灭后，前方窗口遮板下落，将暴露10行数字，尽你所能将数字由上至下分段读出，直至10行数字读完或遮板再次挡住数字板"。

4. 在测试被试者暗适应的过程中，应不断变化视标（＋，＝等），防止被试者猜测。

5. 如果暗适应时间累计超过60分钟，则停止实验。

6. 其余被试者用同样的方法进行实验。

7. 将测试情况填入上表中并绘出每个被试者的暗适应过程曲线。

【实验指导】

1. 预习要求　查阅有关暗适应的实验原理及操作方法。

2. 操作要点 主试者按照实验要求及流程指导实验，消除可避免的误差；实验过程中可安排一位观察者，从侧面观察被试者的实验状况；呈现刺激的顺序应随机排列，否则容易产生练习效应；实验过程中，周围环境应尽量保持一致性。

3. 注意事项

（1）被试者应按主试者要求，将脸紧贴观察窗口，不能轻易移动。同时被试者报告数字时尽量做到大声，以便记录准确。

（2）主试者要严格按照实验要求和步骤进行操作，不能对被试者有所暗示。

（3）实验过程中注意控制测试时间，时间过长会影响被试者的心理状态。

【思考题】

1. 暗适应现象在日常生活中有哪些利弊？
2. 测试个体在暗适应的实验过程会受到哪些因素的影响？

（梁雪梅）

实验二　知觉恒常性的测定

【知觉恒常性简介】

知觉（perception）是人脑对客观事物整体属性的反映。在一般情况下，人对客观事物能够迅速获得清晰的认知，这与知觉的基本特性分不开。知觉的基本特性包含选择性、理解性、整体性和恒常性等。

知觉恒常性（perceptual constancy）是指当距离、缩影比、照明改变的时候，虽然视网膜上的影像已在一定程度发生改变，但人们对物体的大小、形状、颜色等特性的认知仍保持相对稳定的特性。知觉的恒常性与个体既往经验的累积有着密不可分的关系。知觉恒常性可依据知觉事物特性分为很多类，如大小恒常性、颜色恒常性、亮度恒常性、形状恒常性等。周围的事物随时间在不断地变化，知觉恒常性帮助我们在大量信息输入大脑的过程中快速准确地获得正确的信息。

【实验目的】

1. 掌握知觉恒常性的概念、内涵及意义。
2. 熟悉测量知觉恒常性的实验原理。
3. 熟悉知觉恒常性实验方法及步骤。

【实验原理】

测量知觉的大小恒常性时，可以按照布伦斯维克比率（brunswik ratio，BR）来计算：$BR = (R - S)/(C - S)$。其中 C 为物体的实际大小，R 为被试者对物体的知觉大小，S 为物体的距离为 1m 处的视角透视大小。

一般来说，BR 系数的取值范围为 0～1。当其等于 0 时，说明被试者的知觉不具备任何的恒常性；相反当其等于 1 时，说明被试者知觉有完全的恒常性。在实际情况下，我们计算出来的系数值不太可能等于 0 或者 1，它一定是介于二者之间的数值。说明在被试者对事物的大小知觉过程中，既不是按照视角规律进行知觉，也不是按照物体的实际大小进行知觉，而是介于二者之间，且更偏向于 BR 值趋向 1 的一端，也就是说，知觉恒常性在知觉过程中发挥着优势作用。

当然，人的知觉的大小恒常性受到多种因素的影响，包括物体距离、眼睛与物体的距离、眼睛与物体所形成的角度、对物体的熟悉程度、观察物体时的周围环境等。

【实验对象与材料】

1. 对象　年龄相当的健康被试者。

2. 设备　2 台大小恒常性测量仪、眼罩、皮尺、实验记录纸、笔。

【实验方法】

用 2 台大小知觉恒常性测量仪分别当作标准刺激和变异刺激，固定标准刺激不动，在距离 2m、4m、6m 处分别要求被试者用另一台大小知觉恒常性测量仪模拟出在被试者知觉中标准刺激的大小并记录，分别采用双眼和单眼（右）观察的方式重复测量 12 次并记录。记录到的测量结果填入表 2 - 2。

表 2 - 2　不同条件下观察到的三角形大小记录表

观察条件	双眼			单眼		
	2m	4m	6m	2m	4m	6m
R（cm）	↑ ↓ ↓ ↑	↑ ↓ ↓ ↑	↑ ↓ ↓ ↑	↑ ↓ ↓ ↑	↑ ↓ ↓ ↑	↑ ↓ ↓ ↑
R 的均数（cm）						
A（cm）						
S（cm）						
BR（cm）						

【实验步骤】

1. 选取合适场地放置一台知觉恒常性测量仪，用支架呈现一个面积固定的三角形，将此定为标准刺激。

2. 在距离标准刺激 6m 处，要求被试者观察标准刺激的大小，并调整另一台大小恒常性测量仪中的三角形面积至被试者认为与标准刺激同样大小，则称此可变的三角形面积为变异刺激。

3. 主试者记录下变异刺激的高度，按照渐增法和渐减法呈现，顺序为"↑ ↓ ↓ ↑"，共做 4 次。

4. 在距离标准刺激 4m、2m 处分别按照上诉方法，再次进行测量并记录变异刺激的高度。

5. 休息 5 分钟，用眼罩蒙住被试者左眼，重复测量在以上三种距离下的变异刺激高度并记录。

6. 计算出不同条件下 C（物体的实际大小）、R（被试对物体的知觉大小）和 S（物体的距离为 1m 处的视角透视大小）并填入表 2 - 2。计算几种实验条件下 BR 值。

【实验指导】

1. 预习要求　查阅有关知觉恒常性概念、内涵及其实验研究方法。

2. 操作要点　在对不同被试者或同一被试者在不同实验条件下进行测试时，各种条件基本保持同质性，否则会影响实验结果的准确性。

3. 注意事项

（1）选择合适的天气条件下、合适的场地中进行实验，并保证周围环境条件的一致性。

（2）被试者在进行实验时避免情绪起伏不定。

（3）作为变异刺激呈现的大小知觉恒常性测量仪应在距离被试者同一距离和方向（如在被试者右侧约25cm处），在测量同一被试者时保持上诉条件不变。

（4）记录测量值时，注意计量单位一致。

【思考题】

1. 知觉恒常性会受到什么因素的影响？

2. 距离对大小知觉恒常性有什么影响？

3. 单眼观察和双眼观察对测量知觉恒常性有什么不同？为什么会有不同？

（梁雪梅）

实验三　句子、图形匹配实验

【反应时研究的简介】

反应时是实验心理学最早期的主要课题之一，但是最初观察到这一现象的并非心理学领域而是天文学领域。18世纪，英国天文学家马斯基林（Maskelyne）发现自己和助手在分别观察行星经过望远镜目镜中线的时间总是存在时间差，但并没有对这一现象深入研究。另一位天文学家贝赛尔（Bessel）注意到关于这一现象的天文记录，开始对其进行系统的研究，并于1823年计算出自己与另外一位天文学家对于7颗同样的行星经过的时间差为1.233s，即著名的人差方程。1850年，德国生理学家荷尔姆霍斯（Hermann Von Helmholtz）成功测定了蛙运动神经传导速度为26m/s，随后又测到人类的神经传导速度约为60m/s。因此他提出，既然神经传导速度是快速的且路程是一定的，那么为什么人类的反应时比神经传导需要的速度更长且差异更大呢？

为了回答这一问题，荷兰生理学家唐德斯（Franciscus Cornelis Donders）试图将心理因素加入反应时的研究范畴。其研究成果被心理学家冯特（Wilhelm Wundt）注意到，他认为唐德斯为实验心理学的研究提供了一条重要途径。其研究范式后来被用于许多心理学实验中，其理论也被称为唐德斯三成分说、唐德斯反应时ABC（Donders ABC of reaction time）唐德斯减数法（Donders subtractive method）或减数法（subtractive method）。冯特的学生卡特尔（Cattell）利用这个范式进行了许多反应时的研究。卡特尔之后的心理学家已不满足于简单测试心理过程所需要的时间，转而改进测量技术并将其运用到实际生活的领域。

【实验目的】

1. 掌握减法反应时的实验原理。
2. 熟悉句子、图形匹配实验的步骤。

【实验原理】

反应时（reaction time，RT）就是指刺激与反应之间的时间间距。其分类方法依据分类标准的不同有着许多种类。唐德斯减数法实验中将反应分为简单反应（simple reaction，A反应）、选择反应（choice reaction，B反应）和辨别反应（identification reaction，C反应）。他认为A反应时是基线时间（baseline time）；B反应时是复杂反应时的一种，其中包括识别三种刺激，根据刺激的不同需要做出的反应也不同，因此包含基线时间、刺激辨认和反应选择的时间；C反应时是另一种复杂反应时，根据刺激的不同决定反应或者不反应，因此其中包含基线时间和刺激辨别的时间。

唐德斯减数法的逻辑就是两个任务的心理过程的差异及差异量可以通过反应时的差值

来证明及计算。他认为由于 B 反应的心理过程包含 C 反应的心理过程、C 反应的心理过程包含 A 反应的心理过程，因此二者相减可以得出其特异性的心理过程所需的时间，即：选择时间（selection time）= B − C；辨别时间（identification time）= C − A。

一般来说，反应时的测量系统需要包含：刺激呈现装置、反应操作装置和时间记录装置，即刺激键、反应键和计时键。测量的主要指标包含被试者的反应时间和反应的正确率，这主要是为了在反应时测试时的速度与准确性权衡，从而提高实验信度。

【实验对象与材料】

1. 对象 健康成年人。

2. 设备 JGW − B 型心理实验台（速示器单元、计时计数器单元、手键 1 个）；实验卡片 16 张（包括两种图形：星形、十字形。两种相对位置关系：之上、之下。描述图片的句子 8 种：星在十字下面；星在十字上面；星不在十字下面；星不在十字上面；十字在星下面；十字在星上面；十字不在星下面；十字不在星上面）。注视点卡片一张；记录纸；笔。

【实验方法】

同时给被试者呈现一个句子和一幅图画，要求被试者尽快判定此句子是否真实地描述了图画，做出"合"与"不合"的反应，并记录反应时。实验用的介词有"之上"和"之下"，主语有"星形"和"十字"。句子的陈述有肯定的（合）与否定的（不合），共有 8 个不同的句子。当句子出现在图画之前，这种句子和图画匹配任务的完成要经过几个加工阶段：第一是将句子转化为其深层结构，他们认为对"之下"的加工要长于"之上"的加工，对否定句的加工要长于肯定句的加工；第二是将图画转化为命题；第三是将句子和图画的命题的表征进行比较；最后为做出反应时（其所需的时间被认为是恒定的）。这样，对句子和图画的匹配任务来说，减法反应时实验就在于将依赖所呈现的句子和图画的诸多反应时加以比较。本实验假设句子与图形在不同匹配条件下辨别反应时有差异，目的是检测句子与图形不同匹配条件下的辨别反应时。

在实验开始前，主试将 16 张实验卡片随机排列，并记录下正确的反应类型，制成表 2 − 3，实验过程中记录被试者的实验反应时间和正确率，填入表 2 − 3。

表 2 − 3 句子 − 图形匹配实验反应时记录表

实验顺序	1 2 3 ⋯⋯⋯⋯⋯⋯16
正确反应	
被试者的反应	
反应时	

【实验步骤】

1. 接上电源，将导线的一端连接速示器"反应时检出"，另一端接计时计数器"反应时输出"；反应时手键按在计时计数器被试侧的"手键"插口上。

2. 速示器电源选择"ON"，灯亮表示接通。用明度测试卡调节 A、B 视场的明度达到基本一致；在"工作方式选择"栏，将 A 选"定时"，B 选"背景"，选"A－B"顺序方式；在"时间测试"栏，将 A 定为"2000"。

3. 打开计时计数器电源，电源灯亮，计时屏幕显示"0.000"，"正确次数"和"错误次数"均显示"0"，表示电源接通。"工作方式选择"为"反应时"。

4. 将注视点卡片输入 B 视场。被试者坐在桌前，面部贴近速示器观察窗，两眼注视屏幕中心的注视点，左、右两手示指分别放在手键的红、黄按钮上。

5. 指导语。实验时将看到一个星和一个十字组合的图形，并有一个描述其相对位置的句子。要判断这个句子是不是符合图形。例如，图形是"星在上，十字在下"，如果句子是"星在十字上面"，则句子与图形符合，就用左手按键，同时报告"合"；如果句子是"星在十字下面"，则句子与图形不符合，就用右手按键，同时报告"不合"。判断和反应要又快又准。

6. 将卡片按表中的顺序依次输入 A 视场。主试者每输入一张卡片，发出"预备"口令 1～2 秒后按速示器的"触发"键，计时计数器自动记录被试者每次的反应时间和反应结果。

7. 按计时计数器的"打印"键，打印实验结果。

【实验指导】

1. 预习要求　查阅有关反应时研究历史、减法反应时实验原理和操作步骤。

2. 操作要点　提前检查实验仪器，保证实验流畅进行；严格控制实验环境和实验流程的一致性；注重指导语对被试者的影响；对被试者在实验过程中的各种反应，及时分析并调整实验过程和指导语；保证实验的反应键设计合理，符合被试者的行为习惯。

3. 注意事项

（1）对实验环境严格控制，保持安静和环境的一致性，确保实验结果准确。

（2）注意被试者的练习程度、动机因素、性别差异、个性差异、情绪及注意力波动对反应时的影响。

（3）主试者进行指导语时语速、语调保持缓慢且一致，保证被试者理解实验操作流程。

（4）告知被试者注意"判断和反应要又快又准"，避免被试者只追求速度或者正确率，而忽略另一方面的重要性，保证实验信度。

（5）主试者每输入一张卡片，发出"预备"口令 1～2 秒后按"触发"键的时间间隔尽量一致，注意被试者的准备状态（预备时间不能过长或过短）。

（6）注意避免被试者提前对反应进行预判，影响实验结果。可以通过两种方法避免：一是在实验过程中插入"侦查刺激"检测被试者是否存在"假反应"，若"假反应"太多，可认定实验无效；二是提前将这方面的要求对被试者说清楚，要求其配合。

【思考题】

1. 反应时实验结果有什么不同？说明什么？
2. 反应时的影响因素有哪些？
3. 如何避免反应时测量的误差？

（梁雪梅）

实验四 记忆中信息提取的再度激活实验

【记忆的信息提取实验的简介】

短时记忆信息提取在近几十年内始终是认知心理学研究的重要课题之一，短时记忆中的信息提取，包括了短时记忆中的刺激信息项目的回忆和再认。最早研究短时记忆信息抽取问题的是斯滕伯格（Sternberg）。他用"反应速度"来研究抽取问题的可能性，假设平行加工模型是抽取的机制，那么记忆字表的长度对抽取时间应该无影响，即对不同长度的记忆字表，只要在容量之内都能同样快地做出判定；相反，如果串行搜寻模型是抽取的机制的话，那么随着记忆字表长度的增加，反应时间（RT）也应呈线性增加。基于这个假设，斯滕伯格采用项目再认法，实验要求被试者在确保反应正确的前提下，做得愈快愈好。实验中记录的是被试者的反应时间，即出现探测词到被试者做出按键反应的时间间隔。

斯滕伯格的实验结果表明：①被试者的反应时随识记项目增加呈线性增加，因此可以认为串行搜寻模型得到证实；②做出肯定和否定两种判定的反应时间没有显著差别，两种反应结果的拟合线几乎为一。这一实验支持"自动停止的搜寻"的预测。故斯滕伯格提出了短时记忆的信息提取是一串行的，从头至尾的搜寻过程的观点。

【实验目的】

1. 熟悉加因素法的实验原理和流程。
2. 了解加因素法的实验范式的利弊。

【实验原理】

加因素法认为完成作业所需的时间是一系列信息加工阶段的总和。斯滕伯格预测短时记忆中被试者对项目的提取有三种可能的方式：平行扫描；自动停止的系列扫描；完全系列扫描。实验逻辑是：当两因素的效应互相制约时，则它们是作用于同一阶段的；当两因素效应可以相加时，则它们作用于不同阶段。这个实验大致过程是：呈现1~6个数字（识记项目），再呈现另一个数字（测试项目），同时计时，让被试者判断它是否是刚才识记过的，按键做出是或否的反应，并停止计时。这样就可确定被试者能否提取记忆及所需反应时（RT）。

通过实验，斯滕伯格确定了对提取过程有独立作用的四因素：测试项目数量、识记项目数量、反应类型及反应类型相对频率。他认为短时记忆信息提取过程包含相应的四个独立加工阶段：刺激编码阶段、顺序比较阶段、选择决策阶段和反应组织阶段。根据上诉实验，斯腾伯格认为，短时记忆信息提取是一个序列式、从头至尾完全搜索式的过程。

但是加因素法以信息的系列加工而不是平行加工作为前提，导致有人认为其应用会有很多限制。另外，加因素法本身并不能证明加工阶段的顺序，它极大地依赖于理论模型。但斯腾伯格首创的加因素法，终究发展了反应时实验，对认知心理起着重大影响。

【实验对象与材料】

1. 对象 视力或矫正视力正常、智力正常的健康成年人。

2. 设备 计算机及 PsyTech 心理实验系统；实验材料为不同长度相互无关联的大写英文字母串 6 串（其中 1 组、2 组、3 组、6 组×12 次 +4 组×8 次 +5 组×10 次，共 66 次）；随机呈现的大写英文字母靶目标；实验记录纸；笔。

【实验方法】

本实验模仿 Sternberg 的短时记忆信息提取实验，了解短时记忆的信息提取过程。实验通过测定若干名被试者对不同长度字母的检查项目的再认，验证识记项目数量和反应类型对反应时的影响，证实顺序比较阶段与决策阶段的存在。实验假设是：反应类型对反应时有显著影响，否定（N）反应比肯定（Y）反应慢；呈现的刺激长短对再认的反应时有显著影响，且随刺激的长度增加而增加，即短时记忆的搜索方式是系列扫描（serial search），而非平行加工（parallel processing）；反应类型与刺激长度无交互作用，是作用于不同加工阶段。

实验给被试者呈现一列数字（记忆集），相继呈现，每个呈现 1.2s，全部数字（1～6个）呈现完后，过 2s，伴随一声长音，又出现一个数字，并开始计时，要求被试者判断它是否是刚才识记过的，并按键反应。实验中记忆集大小共 6 种（1～6），其中 1 组、2 组、3 组和 6 组各做 12 次，4 组做 8 次，5 组做 10 次，"是、否"反应和位置完全平衡，共做 66 次，随机呈现，每次先提醒注意，再呈现记忆集，然后测试。

【实验步骤】

1. 登录程序，选择"短时记忆的信息提取方式"。设置参数，进入实验。

2. 主试者讲指导语。这是个记忆实验。屏幕将连续呈现 1 个或几个大写字母，请尽力记住。呈现完毕会有提示音与提示语"请判断"。随之再呈现 1 个大写字母，可能是刚才呈现过的，也可能是未呈现的。如果认为是呈现过的按反应盒的"＋"，未呈现过的按"－"，要求快速准确。

3. 被试者明白指导语后先进行练习。练习结束点击"正式实验"按钮开始。实验开始后，屏幕相继随机呈现长度 1～6 不等的字母串，然后出现提示音和提示语。接着出现一个靶目标字母，被试者判断该字母是否在原先字母串中呈现过，并反应。

4. 完成 66 次判断后，实验结束，保存数据，换被试者继续实验。

5. 所有被试者实验结束，保存整理数据。

【实验指导】

1. 预习要求 查阅有关加因素法的实验原理及操作方法。

2. 操作要点 提前检查实验仪器，保证实验流畅进行；严格控制实验环境和实验流程的一致性；注重指导语对被试者的影响；对被试者在实验过程中的各种反应，及时分析并调整实验过程和指导语；保证实验的反应键设计合理，符合被试的行为习惯。

3. 注意事项

（1）对实验环境严格控制，保持安静和环境的一致性，确保实验结果准确。

（2）注意被试者的练习程度、动机因素、性别差异、个性差异、情绪及注意力波动对反应时的影响。

（3）主试者进行指导语时语速、语调保持缓慢且一致，保证被试者理解实验操作流程。

（4）不同长度的大写英文字母串随机呈现；字母串中靶目标的两种反应类型数量相同且随机呈现；靶目标在字母串中的位置平衡分布，各个位置出现次数相同，尽量降低误差对实验结果的影响。

【思考题】

1. 如何对加因素法的缺陷进行改进？
2. 在本实验中被试者的反应时受到哪些因素的影响？

（梁雪梅）

实验五 工作记忆实验

【工作记忆的简介】

对记忆的认识一直是心理学的研究热点。德国心理学家艾宾浩斯（Ebbinghaus）在 1885 年出版《记忆》一书以来，关于记忆的实验研究就一直是认知心理学中最活跃的领域。按照划分标准的不同，记忆可以分为：瞬时记忆、短时记忆和长时记忆；内隐记忆和外显记忆；前瞻性记忆和回溯性记忆；错误记忆和真实记忆；元记忆和客体记忆等。但是上诉的分类方法和相关概念都不能解释诸如人在某些短时记忆存在严重缺陷的情况下，长时记忆仍然能够基本正常运作；在同时处理多种传入信息时，学习和记忆系统是如何运作的等日常生活中常见的现象。

因此，在 1974 年，巴德雷（Baddeley）等人在早期短时记忆概念的基础上提出了工作记忆（working memory）的概念，他们用工作记忆模型代替了阿特金森（Atkinson）等人在 1968 年提出的记忆系统的多存储模型（the multi‑store model of memory）。工作记忆模型理论认为，工作记忆由三个子系统构成：其一是由注意控制的中枢执行系统（the central executive system）；其二是视空间初步加工系统（visuo‑spatial sketch pad），用于保持和处理视觉的和空间的映象；其三为语音回路（phonological loop），用于存储和复述以言语为基础的信息。总的来说，工作记忆指的是一种系统，它为复杂的认知任务提供临时的储存空间和加工时所必需的信息，也就是说，工作记忆可以同时储存和加工信息，而且这个系统的心理资源是有限的。

1980 年，Daneman 和 Carpenter 根据工作记忆理论模型建构出一种测量工作记忆容量的方法。在这个实验中，被试者被要求阅读一系列句子，随后回忆每个句子最后一个单词，被试者能够正确阅读并记住尾词的句子的个数就是工作记忆广度。与单纯的记忆广度测验不同，工作记忆测试要求被试者能够正确理解句子并且记住单词。也就是说，被试者需要同时完成信息的存储和加工两项工作，这也符合工作记忆概念的内涵要求。后来的心理学家在这些理论和实验的基础上，做出了许多与记忆相关的实验研究。

【实验目的】

1. 掌握工作记忆的概念及工作记忆的模型。
2. 熟悉测量工作记忆广度的实验原理和方法。
3. 了解关于记忆的实验研究历史和各种范式。

【实验原理】

按照巴德雷等人的工作记忆模型，工作记忆的中枢执行系统与两个服务系统协同工作，这两个系统分别为视觉空间初步加工系统和语音回路（具体的关系见图 2 – 1）。工作记忆的广度是个体可用于完成短时认知任务的资源数量，它在不同个体身上具有显著的差异，我们可以利用工作记忆广度的测量值来预测各种任务中被试者的表现行为，工作记忆的研究还与推理、智力测验之间有很高的关系，因此在心理测量领域显示出巨大的潜力。本实验中以巴德雷等人的实验范式为参考，以中文句子为实验材料，考察被试者对实验材料的记忆准确性和理解程度，测量不同被试者的工作记忆广度的分布情况。

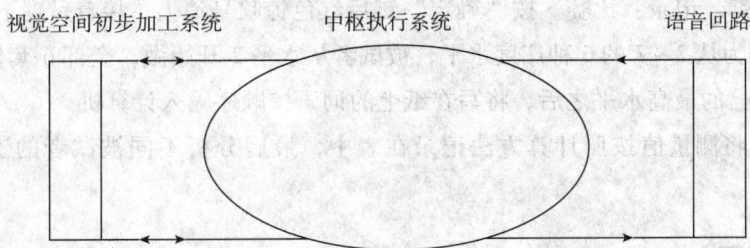

图 2 – 1 简化工作记忆模型

【实验对象与材料】

1. 对象 健康成年人，视力或矫正视力正常，无色盲或色弱，年龄和性别按照随机原则分配为 2 组。

2. 设备 装有 Psykey 心理教学系统大学版的计算机；三色反应键盒；实验材料（145个中等长度的简单句，分为 2 ~ 7 的 6 个广度水平，每个水平 5 套句子，句子是半随机化呈现以保证每个水平的句子通畅与不通畅的比例各占一半）；实验记录用纸；笔。

【实验方法】

实验开始前根据性别将被试者分为两组，依次向被试者呈现实验材料（中文句子），要求被试者判断句子是否通畅，同时让被试者回忆句子最后的一个词语。在实验中需要控制的实验变量有：句子的长度和复杂程度；句末词语的词频；句子的呈现时间；被试者做出反应的时间；被试者的年龄、学历等人口学特征。

每一套的每一个句子都判断正确且记忆正确，则记为该套"正确"，若任何一处有错误，则这一套记为"错误"。当上一个水平的五套测试中对了两套或以上，则进入下一水平的测试。记忆广度测量值按照如下方法计算：被试者最后进行的最高水平的测试中对了 3套以上，则记为此水平数；若最后最高水平的测试只对了 2 套，则记为此水平数 – 0.5；若5 套中只做对 1 套，则倒退到上一水平数。

【实验步骤】

1. 被试者距离计算机约 30cm 处做好，手中拿好反应键，桌上摆放实验记录纸和笔。

2. 主试者打开 Psykey 心理教学系统，选择"工作记忆广度"实验，要求被试者认真阅读指示语，明白实验要求。

3. 在被试者完成五组的预实验后，被试者可以根据预实验的情况调整自己朗读句子的速度，然后开始正式实验。

4. 正式实验中，屏幕上依次呈现每个句子，每个句子呈现时间间隔为4s，要求被试者大声朗读。呈现完毕后，屏幕会出现一红色惊叹号，要求被试者迅速判断刚才阅读的句子是否通顺并做出反应（如果通顺，按"红"键；不通顺，按"绿"键）。最后，被试者还要在纸上记录下句子中的最后一个词。例如，句子：我没有任何理由反对他参加这次比赛。按键判断：绿键。记录：比赛。按"确定"键后红色惊叹号消失，接着呈现下一个句子。

5. 实验分为从2~7的6种广度水平，被试者从水平2开始做，全部6套做完后，或者被试者做到自己的最高水平之后，将写在纸上的词语按顺序输入计算机。

6. 主试者将测量值按照计算方法记录在表中，最后分析不同被试者的工作记忆广度差异。

【实验指导】

1. 预习要求 查阅有关工作记忆模型的概念、测量工作记忆广度的实验原理和操作方法。

2. 操作要点 提前检查实验仪器，保证实验流畅进行；严格控制实验环境和实验流程的一致性；注重指导语对被试的影响；对被试在实验过程中的各种反应，及时分析并调整实验过程和指导语；保证实验的反应键设计合理，符合被试者的行为习惯。

3. 注意事项

（1）对实验环境严格控制，保持安静和环境的一致性，确保实验结果准确。

（2）注意被试者的练习程度、动机因素、性别差异、个性差异、情绪及注意力波动对注意力的影响。

（3）主试者对被试者进行实验指导时注意语气、语调，可进行必要解释和重复，保证被试者理解实验操作流程。

（4）在预实验后，主试者及时与被试者讨论实验流程和感受，在带来额外变量的前提下，可调整某些实验细节，然后开始正式实验，以保证被试者尽可能发挥自己的全部水平。

【思考题】

1. 测量工作记忆的广度对现实生活有什么指导意义？

2. 工作记忆和短时记忆有什么不同？

（刘传新 梁雪梅）

实验六　选择注意与优势效应

【关于注意的研究简介】

注意（attention）是心理活动对一定对象的指向和集中。注意的特征包括注意稳定性、注意广度（attention span）、注意分配及注意转移。其中，注意广度就是注意的范围，即同一时间内能清楚把握对象的数量。

长期以来，心理学家们和哲学家们都关注人类注意范围的极限在哪里，哲学家们通过理性思辨认为注意的范围是有一个"天花板"的。心理学家们对此进行了一系列的实验研究。较早研究这一问题的心理学家杰文斯（Gevens）在1871年做过一项著名的实验。他将一个白色盘子放置在黑色的背景中，扔下一把不同数目的黑色豆子，落下的瞬间嘱被试者报告豆子的数量，如此反复进行了1000余次。最后他发现了豆子数在5个时，估计误差开始出现；超过8~9个时，错误估计次数超过一半；豆子数越多，估计误差越大。他将这个研究结果发表在 Nature 上后获得大量关注，后来的心理学家把这种现象称为注意广度。

关于注意广度的影响因素的研究有很多，W. S. Hunter 和 M. Sigler 就曾对刺激呈现的时间和刺激的背景强度进行比较实验。结果显示，呈现的时间越短，注意广度越小；强度越强，注意广度越大。实验结果也证明，呈现时间和强度是可以互补的，两者的乘积是一个常数，但是互补的作用不是没有限度的。并且，实验进行多次以后，注意的广度有上升的趋势，这就是说注意广度是可以通过学习来提高的。

随着实验研究的不断增多，目前认为影响注意广度的因素包括：①刺激呈现的时间；②注意对象的特点，包括对象的数目、排列规律、集中程度等；③主体的知识经验；④练习效应等。

【实验目的】

1. 掌握注意广度的概念、内涵和影响因素。
2. 熟悉视觉注意广度的测量方法。
3. 了解注意广度的研究历史。

【实验原理】

很多心理学家的实验研究证实，注意广度是有一定限度的。注意广度在生活实践中有很重要的意义，注意广度的扩大，有助于一个人在同样的时间内输入更多的信息，提高工作效率，使人能够更好地适应周围世界。

本实验通过测定被试者报告随机分布目标点的数量来量化注意广度，由于在很短的时间内向被试者呈现刺激材料，被试者的眼球来不及转动，他对这些刺激物的知觉几乎是同时进行的，所以被试者所能知觉的数量就作为他的注意广度。通过测试视觉的注意广度，我们更能了解影响注意广度的因素，同时也验证前人的研究结论。

【实验对象与材料】

1. 对象 健康的、无色盲或色弱的成年人。

2. 设备 装有 psykey 的心理测评系统的计算机 1 台，其中的实验材料为随机呈现的无规律排列的红色圆点，数目为 5～12 个，每种 10 张，共 80 张；实验记录纸；笔。

【实验方法】

被试者在计算机前准备就绪后，将实验材料设定为每张呈现时间为 0.25s，让被试者按照自己看到的图片的数量在计算机中键入相应答案。统计被试者对不同圆点数的正确反应率，从 5 个圆点开始计算，至 12 个圆点为止，制成表格（如表 2－4 所示）。因为注意广度属于阈限问题，应该用心理物理法进行计算，即有 50% 的正确估计可能性的数目就是注意广度。采用直线内插法求出第一个 50% 次正确反映的圆点数（如图 2－2 所示），即为被试者的注意广度测量值。

表 2－4 注意广度的正确率统计表

圆点数	正确次数	错误次数	正确率（%）
5			
6			
7			
8			
9			
10			
11			
12			

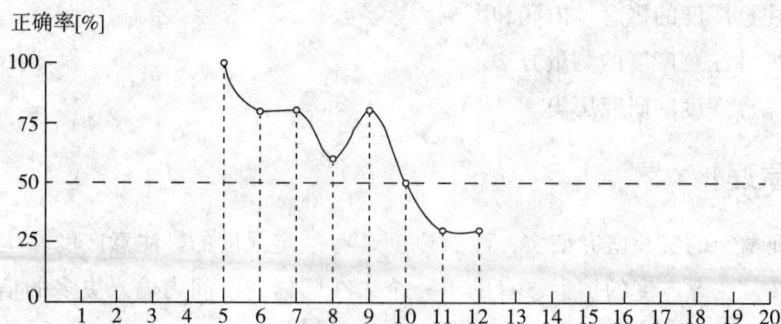

图 2－2 注意广度的测量统计图

【实验步骤】

1. 仔细阅读实验指导语："这是一个研究注意力的实验。按下'开始实验'后就要注意看对话框中的图形窗口。实验开始后，图形窗口上会出现若干个对话框右上角所展示的目标图形。注意，目标出现的时间很短，要集中注意力。每次看完后在对话框左下角的答案框中填入图形窗口中显示的目标图形个数，或者用鼠标左键点击相应的按键。填写完答案后请注意看图形窗口，进入下一次显示。注意，必须在规定的时间完成，实验将自动进入下一次显示。对话框右下角的剩余时间表示距离下一次显示剩余的时间"。

2. 待被试者准备好以后，自行按下"开始实验"。实验完后，系统将实验结果以列表和曲线图的方式显示给测试者。

3. 实验进行一次以后，测试者休息 5 分钟，重复做一次。

4. 两次实验完成后，按下"保存数据"，数据以二进制保存，可以使用"导入数据"方式调入实验系统进行统计。

5. 可更换以下变量再次测量注意广度以探讨其影响因素：背景图片；注意目标物体图片；每次实验显示次数；每次显示时间；每次显示间隔时间。

6. 统计对不同数目目标的正确判断的百分数，制成表格（表 2 - 4）；以刺激目标数目为横坐标，正确判断的百分数为纵坐标，绘制曲线（图 2 - 2），求出注意广度。

【实验指导】

1. 预习要求 查阅有关注意广度实验的研究历史和实验原理，熟悉实验操作步骤。

2. 操作要点 提前检查实验用计算机，保证实验流畅进行；严格控制实验环境和实验流程的一致性；保证实验的设计合理，符合被试的行为习惯；实验中避免疲劳效应和学习效应的影响。

3. 注意事项

（1）对实验环境严格控制，保持安静和环境的一致性，确保实验结果准确。

（2）由于实验较简单，题目较多，时间较长，过程中被试的练习效应、学习效应、情绪及注意力波动对正确率可能存在一定的影响。

（3）主试者应提前检测实验仪器，实验过程中严格按照操作流程进行实验，尽量避免人为因素对实验结果的影响。

【思考题】

1. 比较不同被试者的注意广度是否存在差异？说明什么？

2. 同一被试者几次实验的结果是否相同？若有不同，可能是什么因素导致？

3. 是否可以利用本实验的原理帮助自己提高学习、工作效率？

（刘传新 梁雪梅）

实验七　解决问题的思维过程

【解决问题的思维过程简介】

思维（thought）是人脑借助语言对客观事物的概括和间接反应的过程。按照信息论的观点，思维是对新输入信息与脑内存储知识、经验进行一系列复杂的操作的过程。这说明，思维是最高级、最难把握的心理过程之一，人们凭借思维去把握那些无法直接感知的事物并理解其含义，推测其发展方向，达到认识其本质的目的。思维的表现形式十分丰富，包括：概念形成、判断、推理、问题解决、决策等。这也为思维的实验研究提供了多种途径。

解决问题是一个非常复杂的思维活动过程。一般情况下，它包含如下的四个阶段：发现问题—明确问题—提出假设—检验假设。影响问题解决的因素很多，可以是社会、自然因素，也可以是个体心理因素等，它们在问题解决的过程中可以发挥积极的作用，也可以发挥消极作用。其中，目前实验心理学研究比较多的因素有：问题情境、动机水平、定势、原型、功能固着、个性特点等。

思维定势（thinking set）指心理活动的一种特殊的准备状态。也就是说，以前多次运用某一思维程序（方法、思路）去解决同一类问题，逐步形成了习惯性反应，以后仍然用习惯了程序（方法、思路）去解决问题。思维定势对那些简单的只需靠记忆或熟练操作即可解决的问题有积极作用；对解决那些复杂的、创新的问题则起干扰作用和阻碍作用。

定势的积极作用表现为心理活动的稳定和前后一致性。当人们在面对相似问题时，定势能够帮助人们迅速实现迁移，提高学习的效率。定势的消极作用的一个表现就是功能固着，即把某种功能、作用赋予某种物体的心理倾向。由于过去的反复经验，个体对某种物体所具有的特定的、主要的功能形成了比较稳定的认识，当遇到问题时，首先想到的是该物体的这一功能，不易摆脱固有的定势，去发现该物体所具有的其他的潜在的功能。

定势对迁移究竟是积极的影响还是消极的影响，这取决于许多因素，但关键要使学习者首先能意识到定势的这种双重性，具备具体分析学习情境，既要考虑如何充分利用积极的定势解决问题，同时又要打破已形成的僵化定势，灵活地、创造性地解决问题。

【实验目的】

1. 掌握思维定势的含义。
2. 熟悉量杯实验的原理与方法。
3. 了解研究思维的研究历史和实验途径。

【实验原理】

定势使个体在认识和行为方面以一种特定的方式进行反应，使个体在活动方向的选择方面有一定的倾向性。正因如此，思维定势影响着思维的迁移过程。定势对迁移的影响表现为促进和阻碍。这就是说，定势既可以成为积极的正迁移的心理背景，也可以成为负迁移的心理背景，或者成为阻碍迁移产生的潜在的心理背景。

研究思维定势的实验中，陆钦斯（Luchins）的量杯实验是定势影响迁移的典型例证。本实验中定势作用阻碍、限制了其他更简便的解决问题的方法的产生，使思维僵化、因循守旧，难以灵活应用其他有效的经验来解决问题，因此表现为一种负迁移。

【实验对象与材料】

1. 对象　健康成年人4~10名。

2. 设备　幻灯机、实验用纸、笔。

【实验方法】

实验中要求被试者用容积不同的量杯（A，B，C）去量一定体积的水（D）。量杯容量及水量如表2-5所示。实验组和控制组开始时做一道练习题，然后按要求解决其他几道题。实验组做全部的题目，而控制组只做7~11题。将问题和结果以及被试者所采用的策略填入表2-5中。

表2-5　陆钦斯量杯实验结果记录表

问题序号	A量杯	B量杯	C量杯	需测量D	可用策略	被试者策略
1	29	3		20	A-3B	
2	21	127	3	100	B-A-2C	
3	14	163	25	99	B-A-2C	
4	18	43	10	5	B-A-2C	
5	9	42	6	21	B-A-2C	
6	20	59	4	31	B-A-2C	
7	23	49	3	20	B-A-2C；A-C	
8	15	39	3	18	B-A-2C；A+C	
9	28	76	3	25	A-C	
10	18	48	4	22	B-A-2C；A+C	
11	14	36	8	6	B-A-2C；A-C	

【实验步骤】

1. 选择4~10名健康在读大学生，随机分为2组，A组为实验组，B组为控制组。

2. 分别将两组被试者带至不同实验室，给被试者发放事先准备好的实验用纸和笔。

3. 按照上表所示的实验问题序号顺序，在幻灯片中按顺序对A组被试者呈现上诉问题，要求被试者写出计算结果和使用的策略，每道题间隔45s。指导语是："现在你们可以从幻灯片上看到一组题目，A、B、C 的数值分别代表三个没有刻度的量杯的最大量程，D 代表需要测量出的目标水量，你需要用 A、B、C 三个量杯量出目标水量 D，请你在实验用纸的相应序号后写出你使用的策略，如：A + B + C 等。实验过程中，请不要借助外界的帮助。本实验是匿名完成的，除占有您少量时间外，不会对您有其他影响"。

4. 按照步骤 3 中的做法，对 B 组被试者施策。

5. 将两组被试者的策略进行统计汇总，比较两组测量结果的异同，并分析其原因。

【实验指导】

1. 预习要求　查阅有关思维定势实验研究的相关历史和实验原理，熟悉实验步骤。

2. 操作要点　提前做好幻灯片，设定好播放时间，提前检查实验室条件能否顺利播放；严格控制实验环境、实验流程和指导语在两组被试者中的一致性；注意观察被试者在实验中的反应，必要时记录。

3. 注意事项

（1）对两组被试者的实验环境、流程进行严格控制，保持其一致性。

（2）主试者进行指导语时语速、语调保持缓慢且一致，保证被试者理解实验操作流程。

（3）在实验开始前，可根据实际情况，在另外的一些志愿者身上事先进行预实验，找出两道题目间隔最佳的时间。

【思考题】

1. 两组被试者的实验结果有什么不同？说明了什么？

2. 思维定势受到哪些因素的影响？

3. 如何避免思维定势对于问题解决的负性效应？

（梁雪梅）

实验八　表情认知实验

【表情认知实验简介】

情绪（emotion）是指伴随着认知和意识过程产生的对外界事物态度的体验，是人脑对客观事物与主体需求之间关系的反应。20 世纪 70 年代开始，研究人员更加关注对于面部表情和面部动作编码系统的研究。这些研究可分为两大类，一类专门涉及与情绪活动有直接关系的面部动作，如艾克曼（Ekman）、伊扎德（Izard）等人的工作；另一类则涉及了所有可观察到的面部动作，如艾克曼（Ekman）等人的工作。这些研究导致了面部表情测量技术的问世。

现代面部表情测量技术具有以下特点：①测量面部肌肉运动本身，而不是面部所给予观察者的信息，排除主观误差；②以面部肌肉的神经解剖学特点和肌肉活动所造成的面部变化作为测量的基础和目标；③只要经过有关的训练，研究人员就能通过肉眼的观察并识别情绪，不必使用像肌电图机那样的专门设备；④引进了反应时的测量方法，能够测量面部表情的动态过程。

面部动作编码系统（facial action coding system，简称 FACS）是面部表情测量技术中应用较广、较有代表性的技术之一。它是艾克曼等人在总结过去对面部表情评定工作的基础上制定出的一个尽最大可能区分面部运动的综合系统，它是迄今为止最为详尽、最为精细的面部运动测量技术，它能够测量和记录所有可观察到的面部行为。

【实验目的】

1. 掌握表情认知实验的方法及步骤。
2. 熟悉面部动作编码系统的原理。
3. 了解研究情绪的研究历史及方法演变。

【实验原理】

面部动作编码系统在制订过程中详细地研究了面部肌肉运动与面部变化的关系。在实际测量时，它以面部活动为单位，称为活动单位。一个单一的活动单位可以包括一块或几块肌肉组织。由于多数面容变化是几个活动单位叠加发生的，从而又可以把那些可以明显辨认的叠加的活动单位列成复合活动单位。面部动作编码系统共列出了二十八种单一活动单位和十九种复合活动单位。可根据各个活动单位之间的主导或次要、竞争或对抗的关系，从而规定这种情形下的测量规则和方法。面部动作编码系统的使用手册内容有：单一和复合活动单位列表，针对面容变化的详细描述，以及供对照用的照片和影片以及具体的使用指导等。

【实验对象与材料】

1. 对象　健康成人 8 人。

2. 设备　JGW－B 型心理实验台速示器单元；记录用纸（2 种，一种为白纸，另一种为事先印制好编号与描述各种表情的词语的记录纸）；面部表情卡片 6 张（高兴、惊讶、恐惧、愤怒、厌恶、轻蔑 6 种）；注视点卡片 1 张；实验记录纸。

【实验方法】

面部表情是人们情绪的外在表现，许多研究都证实，各种面部模式与引起的情绪体验基本一致。人们对面部表情的准确识别以及根据他人面部表情准确推测其情绪状态，对建立有效的社会关系至关重要。当然，许多研究也证明在识别表情的过程中，人类心理具备许多共性的同时，也存在许多个性，如被试者的年龄、IQ、语言能力、社交障碍对表情识别有着显著的影响。历来的表情认知研究都遵循表情－感情对应关系，将表情予以分类或者量化。本实验以面部照片作为实验材料，被试者需要将图片中呈现的表情与相关形容词联系起来，通过评价正确率和研究被试者采取的认知策略来研究人类识别表情的心理过程。同时，本实验假设：图片中人的性别对被试者的认知没有影响；被试者眼睛的视力对图片中表情的认知没有影响；被试者的情绪状况和周围环境可以影响实验结果。

【实验步骤】

1. 接上电源，速示器电源选择"ON"，灯亮表示接通。用明度测试卡调节 A、B 视场的明度达到基本一致；在"工作方式选择"栏，将 A 选"定时"，B 选"背景"，选"A－B"顺序方式；在"时间选择"栏，将 A 定为"5000"；被试者坐在桌前，面部贴紧速示器观察窗，两眼注视屏幕中心；将注视点卡片输入 B 视场，表情卡片按顺序依次输入 A 视场。

2. 将全体被试分为相等两组。A 组被试发给印好的记录纸。该记录纸横行为编号，纵列为各种表情词。指导语："请你一张一张地看一些与记录纸上情绪词一致的表情图片，你判断是哪种表情，就在相应序号列中与之相匹配的情绪词格内打'√'。"B 组被试发给一张白纸，指导语为："请你一张一张地看一些表情图片，要求你用形容词描述是何种表情，并按呈现顺序写在白纸上"。

3. 对每位被试者测试完毕，询问他们是用什么辅助方法来辨认面部表情的。在下列选项中选择一种：a. 模仿面部表情并体验；b. 想象适合面部表情的情绪；c. 联想过去的经验；d. 其他程序或线索。

4. 分别统计两组被试者对各种面部表情正确判断的百分数，并对两组判断的平均正确率进行显著性检验。

【实验指导】

1. 预习要求　查阅有关表情认知实验的研究历史及操作方法。

2. 操作要点　按照实验要求选择符合入组标准的被试者，并对其进行随机分配，分为2组。在实验过程中严格遵守操作步骤和指导语。使用正确的统计方法对正确率和两组之间的差异进行检验。

3. 注意事项

（1）周围环境保持安静，避免干扰被试实验。

（2）主试者说指导语时注意语气语调，并避免说出与情绪有关的词语。

（3）两组被试者呈现卡片顺序相同，并且不允许两组之间互通信息。

（4）使用正确的统计方法对正确率和两组之间的差异进行检验。

【思考题】

1. 表情与情绪之间有什么关系？
2. 哪些因素可导致被试者对同一表情的认知差异？

（梁雪梅　董再全）

实验九　注意力集中测验

【注意力集中测验的简介】

注意是心理活动对一定对象的指向和集中，是心理活动的重要组成部分。没有注意的参与，任何活动都将无法进行与维持。注意力有四种品质，即注意的广度、注意的稳定性、注意的分配和注意的转移，这是衡量一个人注意力好坏的标志。注意力集中是指一个人能较长时间把注意集中于一定的对象，而没有松弛或分散的现象，注意力集中能力是指将思维与行动集中在某一特定目标上的能力。

1. 注意的广度　注意的广度也就是注意的范围，它是指人们对于所注意的事物在一瞬间内清楚地觉察或认识的对象的数量。研究表明，在一秒钟内，一般人可以注意到 4~6 个相互间联系的字母，5~7 个相互间没有联系的数字，3~4 个相互间没有联系的几何图形。当然，不同的人具有不同的注意广度。一般来说，孩子的注意广度要比成年人小。但是，随着孩子的成长及不断地有意识训练，注意广度会不断得到提高。

2. 注意的稳定性　注意的稳定性指一个人在一定时间内，比较稳定地把注意集中于某一特定的对象与活动的能力。例如当孩子在看漫画书时，可以连续 1 小时集中注意力，而对同学的干扰不放在心上。这就表明孩子看漫画时，注意的稳定性比较好。一般来说，只要一个人的目的性明确，对活动的重要性有所认识，注意的稳定性就会比较好一些。

3. 注意的分配性　注意的分配是指一个人在进行多种活动时能够把注意力平均分配于活动当中。比如你能够一边炒菜，一边听新闻。人的注意力总是有限的，不可能什么东西都关注。但在注意目标熟悉或不是很复杂时，可以同时注意一个或几个目标，能否做到这一点，还和注意力能够持续的时间有关。同时，应该根据观察对象的多少和重要程度进行有效分配，课堂上应把大部分注意力放在听讲上，把一小部分注意力用在记笔记上，如果不分主次关系，就会既听不好课也做不好笔记。

4. 注意的转移性　注意的转移是指一个人能够主动地、有目的地及时将注意从一个对象或者活动调整到另一个对象或者活动。注意力转移的速度是思维灵活性的体现，也是快速加工信息形成判断的基本保证。

注意力集中测验，是通过注意力调查问卷来集中评估个体注意的广度、注意的稳定性、注意的分配和注意的转移的方法。

本实验采用 EP701C 型注意力集中测试仪（华东师范大学科教仪器厂）来测试个体的注意力集中程度。

【实验目的】

研究和测定各种职业人员的注意力集中水平。

【实验原理】

EP701C 型注意力集中测试仪是根据体育运动心理训练的实践、心理学科研和实验及教学需要而设计的，可进行视觉动作学习和注意力测定，以达到培养运动员的注意力集中的能力和增强运动员抵抗外界干扰的能力。

在测试过程中，本仪器能记录在一定时间内被测试者的动作失败（失靶）次数，还能记录总的在靶时间，同时还可根据需要制造各种干扰因素，以测定在各种干扰环境下被测试者的抗干扰能力。仪器由一个可换不同测试板的转盘及控制计时、计数系统组成，在测试过程中，转盘转动使测试板透明图案产生运动光斑，用测试棒追踪光斑，注意力集中能力的不同量将反映在追踪正确的时间及出错次数上。

【实验对象与材料】

1. 对象 能正确理解主试者操作指令的任何个体。

2. 设备 EP701C 型注意力集中测试仪。

【实验方法】

1. 硬件联接：将 L 型光笔插头插入主机反面"光笔输入插座"处；如需干扰，则将耳机插头插入主机的"耳机输出"处；如需外接干扰信号，可通过 CSX3 - 3.5 型的立体声插头插入"干扰信号输入"处。我们将使用此干扰信号输入，以输入我们公司同事上班时常听的音乐及广播。

2. 打开电源开关，仪器自动进入上电复位状态（也可以在任意时刻按红色"复位"键进行复位）。仪器面板上的转速显示"50"，定时"0030"，在靶时间显示"0000.00"，并且转速显示在不停闪烁。

3. 仪器进入转速及定时设置，此时仪器转速显示开始闪烁；此时按定时定速键组的按钮，选择转速转盘速度，在每个键的左上方分别标有"10，20，30…90"，选择相应的键，以决定转盘速度，完成转盘速度选择后，转速显示停止闪烁。仪器定时显示开始闪烁，按定时定速键组的按钮，选择定时时间，在每个键的右下方分别标有"1、2、3……9"，按动相应的按钮，输入定时时间数值即可。

4. 调节干扰噪声音量旋钮，可改变干扰强度。

5. 被测试者按主试者的要求将 L 型光笔头放在实验图形板轨迹上的某一处。

6. 主试者按"开始"键，被试者即可以进行测试，被试者手持 L 型光笔跟踪图形板下运动的红色接收靶，当光笔头第一次跟踪到红色接收靶时，仪器正式开始计时，计次。同时仪器发出"嘀嘀"二声，以示仪器正式开始测试。当定时结束后，仪器再次发出"嘀嘀"二声，以示结束。

7. 记录测试结果。

8. 当完成一次测试后，转速及定时时间显示闪烁。如再次按下"开始"键，仪器将以刚才的设计参数运行，如需改变参数，则需按"复位"键之后重复步骤 3 进行设置。

【实验步骤】

1. 主试者安装 EP701C 型注意力集中测试仪，并设置实验模式。
2. 被试者在主试者指令下进行测试。
3. 测试完成，收集、整理数据。
4. 得出分析结论。

【实验指导】

1. 实验前，被试者熟悉注意力集中测试仪的使用，并进行相关训练，保证他们熟悉整个试验过程，以减少被试者由于不熟悉试验仪器而带来的误差。

2. 所有被试者进行测试时，应该用同一台设备来做，以剔除不同试验设备的差别而带来的读数误差。

3. 在做试验时，要让每位被试者尽量在相同的环境下进行试验，如所处环境的温度、光线等，以剔除由于试验环境不同而带来的被试者的影响。

【思考题】

1. 如何做评估注意力好坏?
2. 如何锻炼提高注意力?
3. 注意力集中测试实验的结果可以给我们什么提示?

（刘可智　王立金　段熙明）

第三章 心理测评实验操作

实验十 创造能力测验

【创造能力测验的简介】

创造能力一般表现为发散性思维,聚合性思维也起着重要作用。创造能力是在丰富的知识经验的基础上逐渐形成的,它不仅包含敏锐的观察力、精确的记忆力、创造性思维和创造性设想,而且与一个人的个性心理品质、情感、意志特征等有密切关系。创造能力是在人的心理活动的最高水平上实现的综合能力。这种能力一般表现为:①具有探索和发现问题的敏锐性和预见性;②具有用一个概念取代若干个概念的统摄思维能力;③能够总结和转移经验,用以解决其他类似问题;④善于运用侧向思维方法和求异性思维方法;⑤具有想象、联想和形象思维的能力,不断产生新的较深刻的思想和观点;⑥善于把主观意识同客观实际相结合,有所发现、发明和创造。

本实验采用威廉斯创造力倾向量表(Williams Creativity Scale,简称 WCS),通过测验性格特点来测量个人的创造性倾向:冒险性、好奇性、想象力和挑战性。该量表承袭了心理学家鸡儿福特智力结构理论,并加以发挥设计,可以用来发现那些有创造性的个体。高创造力的个体在进行创造性工作时更容易成功,低创造力的个体则循规蹈矩,更适合进行常规型的工作。个体越趋于冒险、好奇心强、想象力丰富、勇于挑战,创造性倾向强就越强。创造性能力高的个体被认为具有以下认知和情感特质:想象流畅灵活,不循规蹈矩,社会性敏感,心理防御较少,更愿意承认错误并且与父母关系密切等。

【实验目的】

通过威廉斯创造力倾向测量的心理测验练习,初步了解心理测验的条件,记分方法,并学会分析结果,对其心理特点有一直接认识。

【实验原理】

通过威廉斯创造力倾向测量评估个体的创造能力。

【实验对象与材料】

1. **对象** 能正确识别和理解以下题目的任何个体。
2. **设备** 桌椅、纸笔,威廉斯创造力倾向量表。

【实验方法】

这是一份帮助你了解自己创造力的练习。在下列的句子中，如果发现某些句子所描写的情形很适合你，则请你在答案纸（请自备）上"完全符合"的圆圈内打"√"；若有些句子仅是在部分时候适合你，则在"部分符合"的圆圈内打"√"；如果有些句子对你来说，根本是不可能的，则在"完全不符合"的圆圈内打"√"。

1. 我喜欢试着对事情或问题进行猜测，即使不一定猜对也无所谓。
2. 我喜欢仔细观察我没有见过的东西，以了解详细的情形。
3. 我喜欢变化多端和富有想象力的故事。
4. 画图时我喜欢临摹别人的作品。
5. 我喜欢利用废旧物品（如旧报纸、瓶子、盒子等）做些好玩的东西。
6. 我喜欢幻想一些我想知道或想做的事。
7. 如果事情不能一次完成，我会继续尝试，直到完成为止。
8. 做事情喜欢参考各种不同的材料以便得到多方面的了解。
9. 我喜欢用相同的或老的方法做事情，不喜欢另找新方法。
10. 我喜欢就某一问题刨根问底。
11. 我喜欢做许多新鲜的事。
12. 我不容易结交新朋友。
13. 我喜欢想一些不会在我身上发生的事。
14. 我喜欢想象有一天能成为艺术家、音乐家或诗人。
15. 我会因为一些令人兴奋的念头而忘了其他的事。
16. 我真想生活在太空站，不想生活在地球上。
17. 我认为所有问题都有固定的答案。
18. 我喜欢与众不同的事情。
19. 我常常想知道别人正在想什么。
20. 我喜欢故事或电视节目所描写的事。
21. 我喜欢和朋友在一起，让他们分享我的想法。
22. 如果一本故事书的最后一页被撕掉了，我就自己编造一个故事把结果补上去。
23. 我长大后，想做一些别人从没想过的事。
24. 尝试新的游戏和活动，是一件有趣的事。
25. 我不喜欢受太多规则的限制。
26. 我喜欢解决问题，即使没有正确答案也没关系。
27. 有很多事情我都很想亲自去尝试。
28. 我喜欢唱没有人知道的新歌。
29. 我不喜欢在班上同学面前发表意见。
30. 当我读小说或看电视时，我喜欢把自己想象成故事中的人物。

31. 我喜欢幻想古代人类生活的情形。

32. 我常想自己编一首新歌。

33. 我喜欢翻箱倒柜，看看有些什么东西在里面。

34. 画图时，我很喜欢改变各种东西的颜色和形状。

35. 我不敢确定我对事情的看法都是对的。

36. 对于一件事情先猜猜看，然后再看是不是猜对了，这种方法很有趣。

37. 玩猜谜之类的游戏很有趣，因为我想知道结果如何。

38. 我对机器感兴趣，也很想知道它里面是什么样子，以及它是怎样转动的。

39. 我喜欢可以拆开来的玩具。

40. 我喜欢想一些新点子，即使用不着也无所谓。

41. 一篇好的文章应该包含许多不同的意见和观点。

42. 为将来可能发生的问题找答案，是一件令人兴奋的事。

43. 我喜欢尝试新的事情，目的只是为了想知道会有什么结果。

44. 玩游戏时，我通常是重在参与，而不在乎输赢。

45. 我喜欢想一些别人常常谈过的事情。

46. 当我看到一张陌生人的照片时，我喜欢去猜测他是一个什么样的人。

47. 我喜欢翻阅书籍及杂志，但只想大致了解一下。

48. 我不喜欢探寻事情发生的各种原因。

49. 我喜欢问一些别人没有想到的问题。

50. 无论是在家里还是在学校，我总喜欢做很多有趣的事。

【实验步骤】

1. 阅读测验的指导语；按要求完成各条目。

2. 检查有无漏选，错选。（电脑测验省略此项）

3. 统计结果（电脑测验此步自动完成），分析结果，了解不同个体的结果特点。

【实验说明】

本量表共50题，其中

Ⅰ、冒险性11题（1、5、21、24、25、28、29、35、36、43、44）其中29和35为反面题目。

Ⅱ、好奇性14题（2、8、11、12、19、27、33、34、37、38、39、47、48、49）其中12和48为反面题目。

Ⅲ、想象力13题（6、13、14、16、20、22、23、30、31、32、40、45、46）其中45为反面题目。

Ⅳ、挑战性12题（3、4、7、9、10、15、17、18、26、41、42、50）其中4、9、17为反面题目。

评分标准：正面题目完全符合 3 分，部分符合 2 分，完全不符 1 分；反面题目完全不符 3 分，部分符合 2 分，完全符合 1 分。计算自己的得分，得分高说明自己的创造力强，得分低说明创造力有待提高。

测试结果应注意：

1. 测试结果的准确性和可靠性依赖于被评价者在测验中是否认真、坦白以及是否答完题目，所用时间等信息，以保证测验分数信息的可靠性。

2. 除了单个素质的解释语以外，还要综合其他素质得分来理解测评分数含义。

3. 初次阅读报告，需在专业人士指导下阅读，或请专业人士解释此报告。

【思考题】

1. 你觉得创造能力对个人的发展来说重要吗？

2. 如何培养创造能力？

（刘可智　董再全）

实验十一　自信心程度测验

【个人评价问卷的简介】

自信是一个人对自己能力或技能的感受，是对自己有效地应付各种环境的能力主观评价。本实验采用自信心程度测验，又名个人评价问卷（Personal Evaluation Iventory，PEI）。PEI 作为自我评定的测查工具所涉及的范围并不像已有的某些量表如 Rosenberg 的自尊量表一样广泛。但它对自信心范畴的大多数问题都可进行估测。6 个最常提到的维度作为其分量表；学业表现、体育运动、外表、爱情关系、社会相互作用及人际沟通。除了这些分量表外，还有一些条目是评定总体自信水平和有可能影响自信判断的心境状态。条目的选择以下列四条标准为基础：条目与分量表的高度相关、与其他分量表的相关性要低、与 Marlowe – Crown 社会性期望量表的相关性要低、在每一分量表中积极口气叙述的条目与消极口气叙述的条目要均衡。除了体育运动分量表包括 5 个条目以外，其他分量表均各有 7 个条目，共计 54 个条目，以 4 级评分，总分范围 54～216，分值越高表示自信程度越高。

分量表的 Cronbach α 系数在女性为 0.74～0.89，在男性为 0.67～0.86，间隔一个月重测信度的相关系数在女性是 0.53～0.89，在男性是 0.25～0.90，总量表分的重测相关在女性为 0.90，在男性为 0.93。PEI 的效度评定：聚合效度研究发现，PEI 与 Rosenberg 自尊量表的相关系数为 0.58，与 Janis 及 Field 的缺陷感量表的相关系数为 0.59。区分效度研究显示，PEI 与社会性期望量表无显著相关，同时，自信总分与社会经济水平、宗教信仰及对宗教的热衷程度无关。

【实验目的】

通过个人评价问卷（PEI）心理测验的练习，初步了解心理测验的条件，记分方法，并学会分析结果，对其心理特点有一直接认识。

【实验原理】

通过个人评价问卷（PEI）评估个体的自信心程度。

【实验对象与材料】

1. 对象　能正确识别和理解以下题目的任何个体。
2. 设备　桌椅、纸笔，个人评价问卷（PEI）。

【实验方法】

以下列出了许多反映了普遍的情感、态度和行为的陈述、请仔细阅读每一个陈述，考虑一下它是否适用。尽量诚实、准确地回答，但没有必要每一条都刻意花太多时间。除非特别标明时间界限，否则请考虑一下近二个月内这些条目对你是否适用。请像下面所列的那样，表明你同意每一个陈述情况的程度。

A	B	C	D
非常同意	基本同意	基本不同意	极不同意

1. 我是个会交际的人。

*2. 近几天来有好几次我对自己非常失望。

*3. 使我烦恼的是我的模样不能更好看点。

4. 维持一个令人满意的爱情关系对我没有困难。

5. 此刻我比几周来更为快乐。

6. 我对自己的身体外貌感到满意。

*7. 有时我不去参加球类及非正式的体育活动，因为我认为自己对此不善长。

*8. 当众讲话会使我不舒服。

*9. 我愿意认识更多的人，可我又不愿外出和同他们见面。

10. 体育运动是我的特长之一。

11. 学业表现是显示我的能力、让别人认识我的一个方面。

12. 我比一般人长得好看。

*13. 在公共场合演节目和讲话，我想都不敢想。

14. 想到大多数体育活动时，我便充满热情和渴望，而不是疑惧和焦虑。

*15. 即使身处那些我过去曾应付得很好的场合，我仍然常常对自己没把握。

16. 我常怀疑自己是否有这份天资，能成功地实现我的职业和专业目标。

17. 我比与我年龄、性别相同的大多数人更擅长体育。

*18. 我缺少使我成功的一些重要能力。

19. 我当众讲话时，常常有把握做到清楚、有效地表达自己的看法。

20. 我真庆幸自己长得漂亮。

*21. 我已经意识到，与同我竞争的大多数人相比，我并不是个好学生。

*22. 最近几天，我对自己不满意的地方比以往更多。

*23. 对体育运动不善长是我的一个很大的缺点。

24. 对我来说，结识一个新朋友是我所盼望的愉快感受。

*25. 许多时候，我感到自己不像身边许多人那样有本事。

26. 在晚会或其他社交聚会上，我几乎从未感到过不舒服。

27. 比起大多数人来，我更少怀疑自己的能力。

*28. 我在建立爱情关系上，比大多数人困难更多。

*29. 今天我比平常对自己的能力更无把握。

*30. 令我烦恼的是，我在智力上比不上其他人。

31. 当事情变得糟糕时，我通常相信自己能妥善地处理它们。

*32. 我比大多数人更为担心自己在公共场合讲话的能力。

33. 我比我认识的多数人更自信。

*34. 当我考虑继续约会时，我感到紧张或没把握。

*35. 大多数人可能会认为我的外表没有吸引力。

36. 当我学一门新课时，我通常可以肯定自己在结束时成绩处于班上前1/4内。

37. 我像大多数人一样有能力当众讲话。

*38. 当我参加社交聚会时，常感到很笨拙和不自在。

39. 通常我的爱情生活似乎比大多数人好。

*40. 有时我因为不想当众发言回避上课或做其他事情。

41. 当我必须通过重要的考试或其他专业任务时，我知道自己能行。

42. 我似乎比大多数人更善长结识新朋友。

43. 我今天比平时更为自信。

*44. 我时时避开那些我有可能会与之产生爱情关系的人，因为我在他们身边会感到太紧张。

*45. 我希望我能改变自己的容貌。

46. 我比大数人更少担心在公共场合讲话。

47. 现在我感到比平时更乐观和积极。

48. 对我来说，吸引一个渴慕得到的男朋友或女朋友从来不成问题。

*49. 假如我更自信一点，我的生活就会好一些。

50. 我追求那些智力上富有挑战性的活动，因为我知道我能比大多数人做得更好。

51. 我能毫无困难地得到许多约会。

*52. 我在人群中不能像大多数人那样感到舒服。

*53. 今天我比平时对自己更无把握。

*54. 要是我长得更好看一点，我会在约会上更成功。

说明：*为反向计分题。

【实验步骤】

1. 阅读测验的指导语；按要求完成各条目。
2. 检查有无漏选，错选。（电脑测验省略此项）
3. 统计结果（电脑测验此步自动完成），分析结果，了解不同个体的结果特点。

【实验说明】

尽管仍需要对其效度进行进一步研究，PEI仍是自我概念领域中有关自信问题的最有前途的测查表。该量表不拘泥于传统量表的限制，如方法学上的人为现象和回答模式，但是该量表也存在两个问题，一是量表的内容局限在大学生活的圈子里，因此几个分量表对其他环境如工作环境就不适用了；二是体育运动量表的使用，尽管它确是一个独立的因子，然而它的适用性似乎更限于如运动心理学的范畴。

【思考题】

1. 个人评价问卷（PEI）与 Rosenberg 的自尊量表的区别与特点有哪些？
2. 你在哪些方面不够自信？如何培养自信？

（刘可智　董再全）

实验十二 情商测验

【情商测验的简介】

情绪智力（emotional intelligence）的概念是由美国耶鲁大学的萨洛维（Salove）和新罕布什尔大学的玛依尔（Mayer）提出的，是指"个体监控自己及他人的情绪和情感，并识别、利用这些信息指导自己的思想和行为的能力"。情绪智力也是识别和理解自己和他人的情绪状态，并利用这些信息来解决问题和调节行为的能力。在某种意义上，情绪智力是与理解、控制和利用情绪的能力相关的。

本实验采用 2000 年 Mayer 的情绪智力量表 MSCEIT 2.0（Mayer – Salovey – Caruso Emotional Intelligence Test，MSCEIT）。Mayer Salovey 在 1990 年提出了情绪智力的定义："情绪智力是社会智力的一部分，包括区分和调节自己与他人的情绪，以及运用情绪信息引导思维的能力"。1997 年他们开发了 MSCEIT 1.1。该量表是以能力测验为基础，而不是自陈测验，如它要求被测验者完成一系列任务，以测量被试者觉察情绪、鉴别情绪、理解情绪和控制情绪的能力。记分采用大多数人一致的评分和专家评分（注：当时仅用了两名专家）两种方法。2000 年出版了 MSCEIT 2.0，并对这个量表进行了详细的介绍。该量表设计 141 个项目测量情绪智力的四个维度，被测人员样本由 2112 位成人组成，分别来自 7 个国家不同种族，不同职业。评分标准与 MSCEIT 1.1 一样，不过在 MSCEIT2.0 的量表邀请了来自 8 个国家的 21 位情绪专家，使用了 5 点等级评定和多项选择反应两种格式。MSCEIT 2.0 有两个信度标准，MSCEIT 2.0 分半信度一致性评分是 0.93，专家评分为 0.91。四个维度的信度从 0.76～0.91。专家与大多数人的评分相关是 0.91，证明大多数人一致意见的评分准确性是可信的。该量表的再测信度是 0.86，验证性因素分析支持他们构建的情绪智力理论模型。

【实验目的】

通过情绪智力量表 MSCEIT 2.0 心理测验的练习，初步了解心理测验的条件，记分方法，并学会分析结果，对其心理特点有一直接认识。

【实验原理】

通过情绪智力量表 MSCEIT 2.0 评估个体的情绪智力。

【实验对象与材料】

1. 对象 能正确识别和理解以下题目的任何个体。

2. 设备 桌椅、纸笔，情绪智力量表。

【实验方法】

指导语： 本测验包括八个不同的部分。各部分都有各自的指导语。请按照您自己的情况尽量回答每个问题。如果你对问题的答案不够确定，那就尽量去猜。

请将你的答案填在另外两张独立的答题卡上。请真实填写答题卡上的个人信息，以便于通知您最后的结果。填答时请注意，答题卡都是严格按照题号编制的，在填答时请看清题项和题号，将你认为正确的答案代码涂黑。请按顺序作答，尽量不要漏填或错填。

A 组

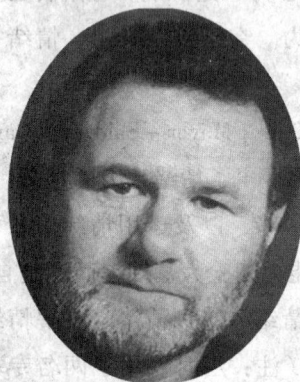

1. 这张脸在多大程度上表达了下面每一种情绪？

（请为每一个项目选择一个答案，1~5表示该情绪的强烈程度不断增强，

1 表示很弱、5 表示很强。）

（1）没有表现出快乐	1 2 3 4 5	非常快乐
（2）没有表现出恐惧	1 2 3 4 5	非常恐惧
（3）没有表现出惊讶	1 2 3 4 5	非常惊讶
（4）没有表现出厌恶	1 2 3 4 5	非常厌恶
（5）没有表现出激动	1 2 3 4 5	非常激动

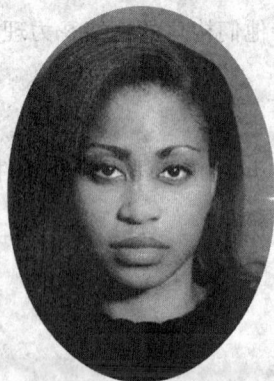

2. 这张脸在多大程度上表达了下面每一种情绪？

（请为每一个项目选择一个答案，1~5表示该情绪的强烈程度不断增强，

1 表示很弱、5 表示很强。）

（1）没有表现出快乐	1 2 3 4 5	非常快乐
（2）没有表现出悲伤	1 2 3 4 5	非常悲伤
（3）没有表现出恐惧	1 2 3 4 5	非常恐惧

（4）没有表现出惊讶 　1　2　3　4　5　非常惊讶
（5）没有表现出激动 　1　2　3　4　5　非常激动

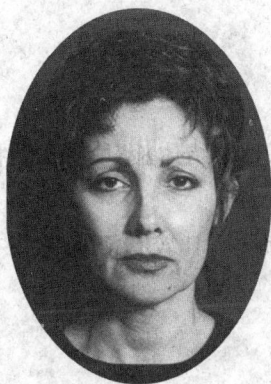

3. 这张脸在多大程度上表达了下面每一种情绪？

（请为每一个项目选择一个答案，1～5表示该情绪的强烈程度不断增强，

1表示很弱、5表示很强。）

（1）没有表现出快乐 　1　2　3　4　5　非常快乐
（2）没有表现出悲伤 　1　2　3　4　5　非常悲伤
（3）没有表现出恐惧 　1　2　3　4　5　非常恐惧
（4）没有表现出惊讶 　1　2　3　4　5　非常惊讶
（5）没有表现出激动 　1　2　3　4　5　非常激动

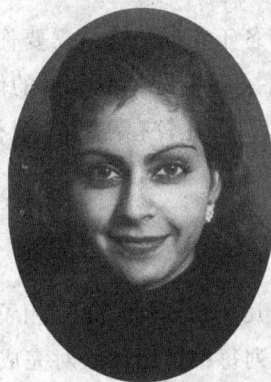

4. 这张脸在多大程度上表达了下面每一种情绪？

（请为每一个项目选择一个答案，1～5表示该情绪的强烈程度不断增强，

1表示很弱、5表示很强。）

（1）没有表现出快乐 　1　2　3　4　5　非常快乐
（2）没有表现出悲伤 　1　2　3　4　5　非常悲伤
（3）没有表现出恐惧 　1　2　3　4　5　非常恐惧
（4）没有表现出愤怒 　1　2　3　4　5　非常愤怒
（5）没有表现出厌恶 　1　2　3　4　5　非常厌恶

B 组

请为每一个项目选择一个答案。每一种情绪后所列的1～5表示该情绪对完成题目中所提到的事件的作用是逐渐增强，1表示没有帮助、5表示很有帮助。请您根据您自己的判断进行选择。

1. 当你为一个生日晚会准备全新的、令人兴奋的装饰品时，下列每种情绪体验对完成这件事可能会有什么样的作用？

	没有帮助	有一点帮助	一定程度上有帮助	比较有帮助	很有帮助
A. 烦恼	1	2	3	4	5
B. 厌倦	1	2	3	4	5
C. 喜悦	1	2	3	4	5

2. 当你在编写一首鼓舞人心的军队进行曲时，下列每种情绪体验对完成这件事可能会有什么样的作用？

	没有帮助	有一点帮助	一定程度上有帮助	比较有帮助	很有帮助
D. 愤怒	1	2	3	4	5
E. 兴奋	1	2	3	4	5
F. 挫折感	1	2	3	4	5

3. 当你按照一个工序复杂的、难度较大的菜谱烹饪时，下列每种情绪体验对完成这件事可能会有什么样的作用？

	没有帮助	有一点帮助	一定程度上有帮助	比较有帮助	很有帮助
G. 紧张	1	2	3	4	5
H. 悲伤	1	2	3	4	5
I. 中性情绪	1	2	3	4	5

4. 当你去了解三个小孩打架的原因时，他们的说法却各不相同，这就需要你能对细节和事实有准确的把握。那么，下列每种情绪体验对完成这件事可能会有什么样的作用？

	没有帮助	有一点帮助	一定程度上有帮助	比较有帮助	很有帮助
J. 快乐	1	2	3	4	5
K. 惊奇	1	2	3	4	5
L. 悲伤	1	2	3	4	5

5. 医生在为一名癌症患者制定治疗方案，而且必须将几个已知的但是互相矛盾的治疗原则运用于此次治疗方案中。那么，在这种情形之下，下列每种情绪体验对完成这件事可能会有什么样的作用？

	没有帮助	有一点帮助	一定程度上有帮助	比较有帮助	很有帮助
M. 快乐	1	2	3	4	5
N. 中性情绪	1	2	3	4	5
O. 生气和蔑视	1	2	3	4	5

C 组

请为每个问题选择一个最佳选项。

1. 李莉越来越觉得惭愧，并且开始觉得自己一无是处。她随后感到

A. 受到了打击　　　　B. 沮丧　　　　C. 惭愧

D. 很难为情　　　　E. 战战兢兢

2. 王宁在想到自己的生活时感到很满足，而且他想到越多那些他做过的好事以及因此而给别人带来的快乐时，他就越感到

   A. 惊奇   B. 沮丧   C. 得到了接纳

   D. 幸福   E. 惊愕

3. 王燕从未经历过如此的挫折，但是当她渐渐从这次打击中恢复过来，并且意识到如果她好好计划一下的话，她是有可能从中获得一些益处的。她变得

   A. 惊愕

   B. 困惑

   C. 拒绝面对当前的现实

   D. 充满希望

   E. 沉思起来

4. 得知家里的坏消息后，江文既悲伤又懊悔。但当他得知自己不是第一时间知道这件事，而且事情远比他想象的要糟糕得多。这时他感到

   A. 气愤而又惊讶   B. 悲伤而又期望   C. 震惊而又遗憾

   D. 害怕而又厌恶   E. 气愤而又难过

5. 李建国一直都乐于工作并且有一个美满的家庭。大家对公司给出的薪水和待遇都很满意。今天，作为公司范围内工资调整的一部分，他们小组每个人都涨了工资。李建国会感到

   A. 惊讶和震惊   B. 平静而安静   C. 满意而兴高采烈

   D. 自微和觉得愧疚   E. 自豪和受到了重视 觉得自己很重要很有优势

6. 朱鸿爱上了李明，她觉得李明只属于她的。她开始觉得他对她来说是完美的，而且他的确在各方面都很优秀。她会

   A. 尊敬他   B. 钦慕他   C. 嫉妒他

   D. 爱慕他   E. 怨恨他

7. 在姜凡得知自己的同事因为一个项目而得到好评后，她感到烦恼。而且当类似的事情再次发生时，她感到

   A. 生气   B. 烦恼   C. 受挫

   D. 震惊   E. 沮丧

8. 韩磊的车被偷了以后，他给自己的新车装了一个报警器。但当他的新车不久又被偷了以后，他首先感到很受打击和惊讶，随后他感到

   A. 惊愕和惊异   B. 无助、绝望和愤怒 C. 生气和厌恶

   D. 嫉妒和妒忌   E. 沮丧和蔑视所发生的事情

9. 当吴浩发现有几个学生在考试中作弊时，他觉得这是有悖于道德的。于是，他将这件事告诉了老师，而那个老师表示自己他对此也无能为力。吴浩决定将这件事上报学校的管理人员，因为这件事让他

   A. 充满了活力   B. 很愤怒   C. 厌恶

D. 沮丧   E. 悲伤

10. 瞿帆曾经被他最要好的一个朋友伤害过，他当时很生气。瞿帆将他的感受告诉了他的朋友，而这个朋友又一次伤害了他。这时，瞿帆会感到

A. 生气   B. 害怕   C. 非常烦恼
D. 闷闷不乐   E. 很愤怒

11. 孙敏通过观看电视来了解一场飓风的情况，因为这场飓风就发生在临近她父母住所的海岸。当飓风移向她父母的住所时，她感到焦虑、无助。但是，到了最后一刻，飓风又改变了方向，没有给那块海岸造成损失。她感到

A. 安慰和感激   B. 惊奇和震惊   C. 紧张和放心
D. 期待和焦虑   E. 期待和宽慰

12. 一位妇女一开始感到安全和被接纳但后来觉得沮丧，在这之间发生了什么？

A. 她受到了表扬，但这个表扬本来是给别人的

B. 她发现她的丈夫对她不忠

C. 一位朋友病了

D. 她寄给一位朋友的包裹被送错了人

E. 她因为自己在一个项目中的糟糕表现而感到灰心

13. 一个小孩满心喜悦地期待着自己的生日最终却感到很伤心。在这之间最有可能发生了什么？

A. 一个恶棍向他挑衅，他给以回击。

B. 他原本以为会参加生日聚会的两位朋友结果没有来

C. 他吃了太多蛋糕

D. 他的妈妈使他在其他孩子面前很丢面子

E. 他的爸爸指责他做了某件事，但是事实上他并没有做

14. 一位中年妇女一开始很高兴的，但随后很快又感到不高兴。在这之间最有可能发生了什么？

A. 她的儿子在工作中受了轻伤

B. 她觉察到自己伤害了一位好友的感情

C. 她的儿媳妇参加一个家庭聚餐时来晚了

D. 她的丈夫批评了她

E. 她丢失了一本对她来说很重要的书

15. 如果一个人一开始觉得平静而后产生了一种钦佩感，那么在这之间最有可能发生了什么？

A. 他在休息时解决了一个工作中的重要问题

B. 他听了一个故事，讲的是有关一位刷新世界纪录的运动健将的故事

C. 他的朋友打电话说他刚刚以一个好价钱买了一辆新跑车

D. 他收到了妈妈寄来的礼物包裹

E. 他的医生打电话说他的体检证明他的身体很健康

16. 一位女士一开始充满期待，随后她感受到了爱。在这之间发生了什么？

    A. 她捐献了自己的一些财物随后想到了那些可能得到她帮助的人们

    B. 她买了一件很讨人喜欢的衣服

    C. 她看了一本影迷杂志，里面讲到了一位自己非常喜欢的明星

    D. 她的妈妈打电话说将给她寄一份生日礼物，而且这件礼物会给她一个惊喜

    E. 她参加了一个约会，发现自己和一位迷人的男士有很多共同之处

17. 公司里的一位管理人员先感到不高兴，随后感到怨恨。在这之间发生了什么？

    A. 一位下属没有完成他这一阶段的销售目标

    B. 公司里另一位他认为能力一般的官员，工资增长的比自己还要多

    C. 他看到一则新闻，讲到居住在世界某一地区的人们生活得很贫困，而援助他们的一个主要的慈善机构却遇到了一些困难

    D. 他的妻子正在帮助孩子们完成家庭作业

    E. 似乎没有一个人喜欢他

18. 一位女士一开始感到很生气，随后有一种负疚感。在这之间发生了什么？

    A. 她把一位好朋友的电话号码弄丢了

    B. 由于她没有足够的时间所以她的工作完成得并不像她所期望的那么好

    C. 她向她的朋友发脾气，后来她发现这个朋友并没有做任何伤害她的事情

    D. 她失去了一位密友

    E. 她很生气有个人在背地里说她的闲话，随后她发现其他人也在说

19. 某人一开始喜欢他的朋友，但后来却讨厌他。在这之间发生了什么？

    A. 他的朋友把他借给他的一本十分贵重的书弄丢了

    B. 他的朋友背叛了他的妻子

    C. 他的朋友得到了升迁，但是实际上这并不是他该得的

    D. 他的朋友说他要搬走了

    E. 他感到他伤害了自己的朋友，但这其中也有他这位朋友的一部分责任

20. 一位女士爱上了一个人，然后感到安全。在这之间发生了什么？

    A. 她发现那个人也爱她   B. 她决定不表达自己的感情   C. 她又不爱他了

    D. 她告诉那个人她爱他   E. 她的爱本身给她带来安全感

D 组

请为每一种行动方案选择一个答案。

1. 刘佳醒来之后感觉很好。她睡得不错，觉得休息得很好，而且没有什么特别的担心和顾虑。那么请您判断下面各种行动能在多大程度上帮助她保持她的这种情绪。

行动方案Ⅰ：刘佳马上起床，然后愉快地度过剩下的时光。

    A. 非常无效   B. 有一点无效   C. 无法判断

    D. 有一点有效   E. 非常有效

行动方案Ⅱ：刘佳继续享受这种感觉，并回忆过去那些美好快乐的时光。

    A. 非常无效   B. 有一点无效   C. 无法判断

    D. 有一点有效   E. 非常有效

行动方案Ⅲ：刘佳觉得最好不要对这种感觉太在意，因为这种感觉往往很难持久。

    A. 非常无效   B. 有一点无效   C. 无法判断

    D. 有一点有效   E. 非常有效

行动方案Ⅳ：刘佳趁着好心情给她妈妈打电话，试图使最近很消沉的妈妈振作起来。

    A. 非常无效   B. 有一点无效   C. 无法判断

    D. 有一点有效   E. 非常有效

2. 胡伟在工作上一点都不比他的一位同事差。事实上，他的许多想法往往更有助于公司的发展。他的同事在工作上表现一般但是为了升迁而精于人事。于是，当胡伟的老板宣布将年终奖授予这位同事的时候，胡伟非常生气。那么请您判断下面每种行动能在多大程度上帮助胡伟感觉好一些。

行动方案Ⅰ：胡伟坐下来，想想那些发生在生活中和工作中的好事。

    A. 非常无效   B. 有一点无效   C. 无法判断

    D. 有一点有效   E. 非常有效

行动方案Ⅱ：胡伟列了一个表，将他的同事的优点和缺点都列出来了。

    A. 非常无效   B. 有一点无效   C. 无法判断

    D. 有一点有效   E. 非常有效

行动方案Ⅲ：胡伟觉得自己这样想很不好，他告诉自己：为了这样一个自己无法控制的事情而心烦意乱是不对的。

    A. 非常无效   B. 有一点无效   C. 无法判断

    D. 有一点有效   E. 非常有效

行动方案Ⅳ：胡伟决定告诉大家，他的同事工作非常糟，不配获得那个奖。胡伟做了许多的备忘和笔记来证明他的观点是有据可依的而不仅仅是他个人的看法。

    A. 非常无效   B. 有一点无效   C. 无法判断

    D. 有一点有效   E. 非常有效

3. 周华不知道她的帐单什么时候到期，还会收到多少帐单，也不知道她能否支付它们。这时，她的汽车开始发出奇怪的声音，修理工告诉她要修好的话花费将很高，而这车根本不值得修。周华难以入睡，夜里醒来好几次，一直处在焦虑中。那么请您判断下面每种行动能在多大程度上有助于减轻她的焦虑。

行动方案Ⅰ：周华试着计算她都欠哪些帐，有多少到期了，什么时候到期。

    A. 非常无效   B. 有一点无效   C. 无法判断

    D. 有一点有效   E. 非常有效

行动方案Ⅱ：周华学习了深度放松技术以使自己平静下来。

A. 非常无效　　　　　B. 有一点无效　　　　　C. 无法判断

D. 有一点有效　　　　　E. 非常有效

行动方案Ⅲ：周华请一位财务助理来帮助她制定合理的收支计划。

A. 非常无效　　　　　B. 有一点无效　　　　　C. 无法判断

D. 有一点有效　　　　　E. 非常有效

行动方案Ⅳ：周华决定找一个薪水更高的工作。

A. 非常无效　　　　　B. 有一点无效　　　　　C. 无法判断

D. 有一点有效　　　　　E. 非常有效

4. 对李强来说，似乎没有一件事情是顺心的。生活中没有很多让他觉得舒服或者是带给他快乐的事情。在接下来地一年中，那么请您判断下面每种行动能在多大程度上帮助李强，使他感觉好一些。

行动方案Ⅰ：李强开始给那些有一段时间没有联系的朋友们打电话，并计划去看望几个朋友。

A. 非常无效　　　　　B. 有一点无效　　　　　C. 无法判断

D. 有一点有效　　　　　E. 非常有效

行动方案Ⅱ：李强开始注意营养，尽早休息，并且多锻炼。

A. 非常无效　　　　　B. 有一点无效　　　　　C. 无法判断

D. 有一点有效　　　　　E. 非常有效

行动方案Ⅲ：李强发现自己的情绪也使得别人不开心，于是决定给自己更多独处的时间直到弄明白是什么让自己烦恼。他发现他需要更多的时间独处。

A. 非常无效　　　　　B. 有一点无效　　　　　C. 无法判断

D. 有一点有效　　　　　E. 非常有效

行动方案Ⅳ：李强发现晚上呆在电视前，喝上一两瓶啤酒，的确能使他感觉好些。

A. 非常无效　　　　　B. 有一点无效　　　　　C. 无法判断

D. 有一点有效　　　　　E. 非常有效

5. 张明在下班驱车回家的路上，一辆拖车突然挡住了他，以至于他都来不及按喇叭，只好迅速地转到右边才没相撞，这让他异常恼火。那么请您判断下面每种行动能在多大程度上帮助他发泄自己的愤怒。

行动方案Ⅰ：张明以同样的方式教训了那个拖车司机。

A. 非常无效　　　　　B. 有一点无效　　　　　C. 无法判断

D. 有一点有效　　　　　E. 非常有效

行动方案Ⅱ：张明接受了发生的一切，然后驱车回家。

A. 非常无效　　　　　B. 有一点无效　　　　　C. 无法判断

D. 有一点有效　　　　　E. 非常有效

行动方案Ⅲ：张明对着那个司机大吼，并且诅咒他。

A. 非常无效　　　　　B. 有一点无效　　　　　C. 无法判断

D. 有一点有效　　　　E. 非常有效

行动方案Ⅳ：张明发誓以后再也不在高速路上开车了。

A. 非常无效　　　　B. 有一点无效　　　　C. 无法判断

D. 有一点有效　　　　E. 非常有效

E 组

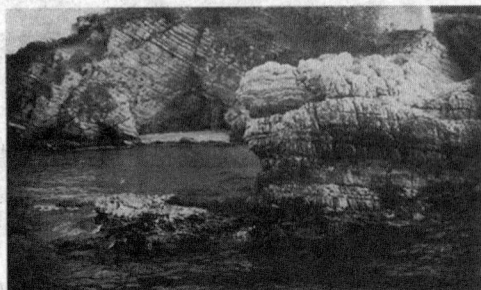

1. 这张图片在多大程度上表达了下面每一种情绪？

（请为每一个项目选择一个答案，1～5表示该情绪的强烈程度不断增强，1表示很弱，5表示很强。）

	1	2	3	4	5
（1）快乐					
（2）悲伤					
（3）恐惧					
（4）生气					
（5）压恶					

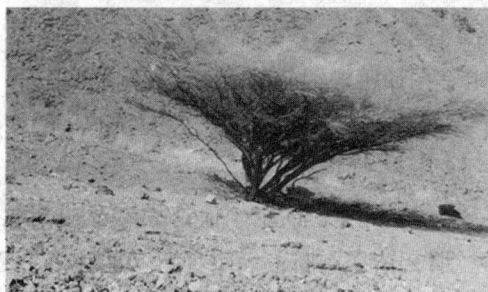

2. 这张图片在多大程度上表达了下面每一种情绪？

（请为每一个项目选择一个答案，1～5表示该情绪的强烈程度不断增强，1表示很弱，5表示很强。）

	1	2	3	4	5
（1）悲伤					
（2）生气					
（3）惊奇					
（4）压恶					
（5）激动					

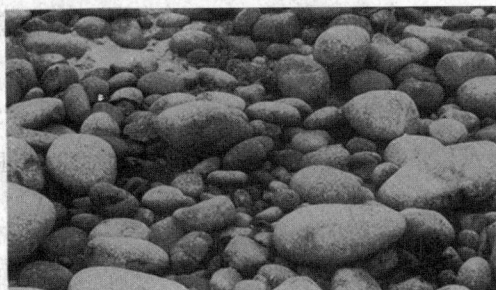

3. 这张图片在多大程度上表达了下面每一种情绪？

（请为每一个项目选择一个答案，1～5表示该情绪的强烈程度不断增强，1表示很弱，5表示很强。）

	1	2	3	4	5
（1）快乐					
（2）恐惧					
（3）生气					
（4）惊奇					
（5）压恶					

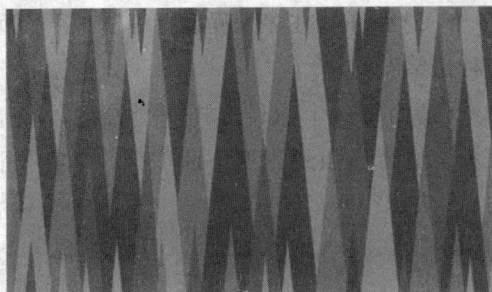

4. 这张图片在多大程度上表达了下面每一种情绪？

（请为每一个项目选择一个答案，1～5表示该情绪的强烈程度不断增强，1表示很弱，5表示很强。）

	1	2	3	4	5
（1）悲伤					
（2）恐惧					
（3）生气					
（4）惊奇					
（5）厌恶					

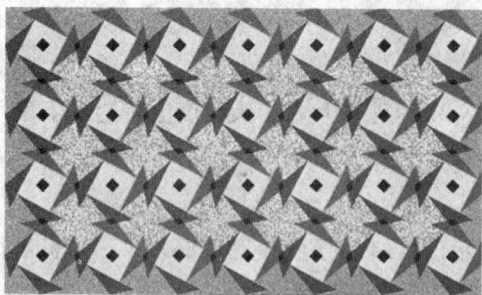

5. 这张图片在多大程度上表达了下面每一种情绪?

（请为每一个项目选择一个答案，1~5 表示该情绪的强烈程度不断增强，1 表示很弱，5 表示很强。）

	1	2	3	4	5
（1）快乐					
（2）悲伤					
（3）恐惧					
（4）生气					
（5）厌恶					

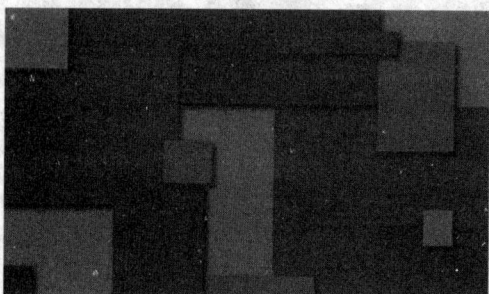

6. 这张图片在多大程度上表达了下面每一种情绪?

（请为每一个项目选择一个答案，1~5 表示该情绪的强烈程度不断增强，1 表示很弱，5 表示很强。）

	1	2	3	4	5
（1）快乐					
（2）悲伤					
（3）生气					
（4）惊奇					
（5）厌恶					

F 组

请您按照下面每一个题目的描述来想象你可能会有的感受。即使你很难想象那种情绪也请尽量回答。请你务必对每一个选项都作答，其中的 1~5 表示相似程度不断增强，1 表示不像，5 表示非常像。

1. 假想你因为忘记去看望一位重病在身的密友时而感到有负疚感。那么，你的负疚感在多大程度上类似于你看到下面的各个选项所产生的感受？

	不像				非常像
A. 冷	1	2	3	4	5
B. 蓝色	1	2	3	4	5
C. 甜的	1	2	3	4	5

2. 假想你因为关于你的家庭和工作都有好消息传来而感觉很满意。那么，你这种满意的感觉在多大程度上类似于你看到下面的各个选项所产生的感受？

	不像				非常像
D. 温暖	1	2	3	4	5
E. 紫色	1	2	3	4	5
F. 咸味	1	2	3	4	5

3. 假想你感觉到冷，缓慢和敏感。那么你的感觉在多大程度上类似于下面的各个选项所产生的感受？

	不像				非常像
G. 受到挑战	1	2	3	4	5
H. 孤立	1	2	3	4	5
I. 惊奇	1	2	3	4	5

4. 假想你感觉到响亮、庞大、精致和鲜亮的绿色。你的这种感觉在多大程度上类似于下面的各个选项所产生的感受？

	不像				非常像
J. 兴奋	1	2	3	4	5
K. 妒忌	1	2	3	4	5
L. 担心	1	2	3	4	5

5. 假想你感到封闭、黑暗和麻木，那么你的这种感觉在多大程度上类似于下面各个选项？

	不像				非常像
M. 悲伤	1	2	3	4	5
N. 满意	1	2	3	4	5
O. 平静	1	2	3	4	5

G 组

为每一道题选择一个最佳的答案。如果有些题目让你很难判断，也请你选择一个你认为最有可能的答案。

1. 关心的感觉跟哪些情绪结合得最紧密

　　A. 爱，焦虑，惊奇，生气

B. 惊奇，骄傲，生气，害怕

C. 接纳感，焦虑，害怕，期待

D. 害怕，喜悦，惊奇，尴尬

E. 焦虑，同情，期待

2. "始终保持对快乐的期待"的代名词是

A. 乐观　　　　　　B. 幸福　　　　　　C. 满足

D. 喜悦　　　　　　E. 惊奇

3. 喜悦、温暖和被接纳的感觉，经常交织在一起形成

A. 爱　　　　　　　B. 惊愕　　　　　　C. 期待

D. 满足　　　　　　E. 被接纳的感觉

4. 厌恶和生气联系在一起时，常常会导致

A. 负疚感　　　　　B. 愤怒　　　　　　C. 羞耻

D. 憎恨　　　　　　E. 蔑视

5. 悲伤和惊奇联系在一起时，常常会导致

A. 失望　　　　　　B. 惊愕　　　　　　C. 生气

D. 害怕　　　　　　E. 后悔

6. 悲伤，负疚感和后悔交织在一起形成

A. 悲痛　　　　　　B. 烦恼　　　　　　C. 沮丧

D. 懊悔　　　　　　E. 悲惨

7. 轻松，安全和平静都是下列哪种情感的组成部分

A. 爱　　　　　　　B. 疲惫　　　　　　C. 期待

D. 平静　　　　　　E. 期盼

8. 害怕，喜悦，惊奇和局促不安都是下列哪情绪的组成部分

A. 尊敬　　　　　　B. 敬畏　　　　　　C. 困惑

D. 尊重　　　　　　E. 同情

9. 羞愧，惊奇和局促不安都是下面哪种感情的组成部分

A. 妒忌　　　　　　B. 悲伤　　　　　　C. 负疚感

D. 嫉妒　　　　　　E. 羞辱感

10. 钦佩，爱，和焦虑都是下面哪种感情的组成部分

A. 妒忌　　　　　　B. 悲伤　　　　　　C. 怨恨

D. 骄傲　　　　　　E. 担心

11. 喜悦，兴奋和不确定都是下面哪种感情的一部分

A. 快活　　　　　　B. 期盼　　　　　　C. 焦虑

D. 冷静　　　　　　E. 平静

12. 悲伤和满足的感觉有时都是下面哪种感情的组成部分

A. 思乡　　　　　　B. 焦虑　　　　　　C. 期待

D. 沮丧　　　　　　E. 轻蔑

H 组

请为每一种反应选择一个答案。

1. 赵勇去年在工作中结识了一个好朋友。今天，这位朋友告诉他一个令他十分意外的消息：他已经在另一家公司谋到一份工作而且要从这里搬走。这位朋友以前从没未向赵勇提起过自己找工作的事情。赵勇可能会有以下几种反应，那么其中哪一种反应对维持他们良好关系的有效程度如何？

反应Ⅰ：赵勇觉得换份工作对这位朋友很好，他告诉这位朋友很高兴他找到了新工作。在随后的几周里，赵勇一直与这位朋友保持联系。

A. 完全无效　　　　B. 比较无效　　　　C. 无法判断

D. 比较有效　　　　E. 非常有效

反应Ⅱ：赵勇因为这位朋友要离开而难过，但是他认为这件事情表明他的朋友并不太在乎他。毕竟，他的朋友根本没跟他提起找工作的事。既然他的朋友就要走了，赵勇也就没说什么，而是转而寻找工作中的新朋友。

A. 完全无效　　　　B. 比较无效　　　　C. 无法判断

D. 比较有效　　　　E. 非常有效

反应Ⅲ：赵勇非常生气他的朋友以前竟然跟他只字未提找工作的事。他决定在朋友向他作出解释之前不再理睬他。因为他认为，如果他的朋友什么都不跟他解释，那就证明了自己的想法——这个朋友不值得珍惜。

A. 完全无效　　　　B. 比较无效　　　　C. 无法判断

D. 比较有效　　　　E. 非常有效

2. 老师给小明的父母打电话说小明在学校表现不好，学习不用心，爱捣乱，坐不住。因为这位老师不善于和活跃的男孩相处，因此小明的父母并不完全相信老师的话。当这位老师说小明再不长进就要被留级时，小明的父母很生气。小明的父母可能会有下面几种反应，每种反应在多大程度上对小明是有帮助的。

反应Ⅰ：该父母告诉那位老师这让他们感到很震惊，因为这是他们第一次得知他们的孩子有这样的问题。他们要求与老师见面，并且要求校长也参加这次会谈。

A. 完全无效　　　　B. 比较无效　　　　C. 无法判断

D. 比较有效　　　　E. 非常有效

反应Ⅱ：父母告诉那位老师如果她继续以留级相威胁，他们就要闹到校长那里去。他们说"如果我们的儿子留级了，我们会认为这是你个人的责任。你是老师，你的工作是教导学生而不是指责学生。"

A. 完全无效　　　　B. 比较无效　　　　C. 无法判断

D. 比较有效　　　　E. 非常有效

反应Ⅲ：小明的父母因此感到不悦，于是给校长打了电话。他们向校长表达了他们对那位老师的不满，并要求将小明转到另外一个班。

A. 完全无效　　　　　　B. 比较无效　　　　　　C. 无法判断

D. 比较有效　　　　　　E. 非常有效

3. 李敏的生活可谓事事顺心。别人在为工作苦恼，李敏却得到了升迁还涨了工资。她的孩子活泼可爱，在学校的表现也不错，她的婚姻幸福、美满。于是，李敏感觉有点飘飘然，经常有意无意地向她的朋友夸耀自己的生活。如果，李敏会有如下列出的几种反应，那么下面的每种反应对于维持她的人际关系在多大程度上是有效的？

反应Ⅰ：因为一切的确很顺利，所以感到骄傲也是情理之中的。但李敏也意识到一些人会认为这是吹嘘，或者会产生嫉妒心理。所以，她只与很要好的朋友谈她的感受。

A. 完全无效　　　　　　B. 比较无效　　　　　　C. 无法判断

D. 比较有效　　　　　　E. 非常有效

反应Ⅱ：李敏开始意识到现在所有的一切都有可能变糟，而这让她对自己的生活有了一个清醒的认识。并使她明白现在的感觉有可能只是暂时的。

A. 完全无效　　　　　　B. 比较无效　　　　　　C. 无法判断

D. 比较有效　　　　　　E. 非常有效

反应Ⅲ：李敏当晚和她的丈夫谈了自己的感受。然后，决定与家人共度周末分享这种幸福的感觉。

A. 完全无效　　　　　　B. 比较无效　　　　　　C. 无法判断

D. 比较有效　　　　　　E. 非常有效

【实验步骤】

1. 阅读测验的指导语；按要求完成各条目。

2. 检查有无漏选，错选。（电脑测验省略此项）

3. 统计结果（电脑测验此步自动完成），分析结果，了解不同个体的结果特点。

【实验说明】

MSCEIT 的感知情绪，参与者被要求辨别面部图像中的情绪（脸部任务）以及风景和设计图片（图片任务）；MSCEIT 的情绪分支，参与者被要求使用非情绪词汇（感觉）描述情绪，并且指出哪些可能促进或干涉各种认知和行为任务的成功执行的感情（促进）；MSCEIT 的理解情绪，通过对情绪随时间发展和转化（改变）的态度的相关问题进行评估，以及一些感情怎样被情绪整合（整合）；MSCEIT 的管理情绪，通过一系列要求参与者辨别最合适的管理一个人情绪的方式（情绪管理）和在社会环境中其他人的情绪（社会管理）的方案来评估。四个分支归为两项区域，分别代表情绪智力中的广泛技能，经验的情绪智力描述的是一个人"吸收"情绪经验的程度、认识它、将它与其他感觉比较并且理解怎样与思维发生关系的能力；策略的情绪智力是表明一个人能够理解情绪的意义、它们之间暗含的关系并且怎样管理自己和他人的情绪的能力。

（刘可智）

实验十三　应激源测验

【生活事件量表简介】

生活事件对心身健康的影响日益受到人们的广泛重视，促进医学模式的转变。许多研究报告了生活事件与某些疾病的发生、发展或转归的相关关系。生活事件即便是一种客观存在，但要成为精神压力，必须经过个体的主观感受。精神刺激的强度一方面受到生活事件本身的性质、特点的影响，另一方面更受到个体的需要、动机、个性、以往经历以及神经生物学特性的制约。基于此原因，个体的精神刺激评定不宜使用常规的标准化计分，而应分层化或个体化，并应包括定性和定量评估，以分别观察正性（积极性质的）、负性（消极性质的）生活事件的影响作用。按照这种新的构想，杨德森张亚林编制了"生活事件量表"（life event scale，LES）。经过五年的实践和研究于 1986 年定型，并已在国内十多个省市推广应用。

LES 适用于 16 岁以上的正常人、神经症、心身疾病、各种躯体疾病患者以及自知力恢复的重性精神病患者。信度：对 153 名正常人、107 名神经症患者、165 名慢性疼痛患者、44 名缓解期的精神分裂症患者在间隔 2～3 周后重测，相关系数在 0.742～0.611 之间，P 值均小于 0.01。效度：①100 名离婚诉讼者的精神紧张总值、负性事件值高于按年龄、性别、民族、学历、职业及婚龄配对的五好家庭成员（P < 0.01），而正性事件评分两组无差异；②十二指肠溃疡者精神紧张总值、负性事件值均高于无症状的乙肝病毒携带者（P < 0.01），而正性事件差异不显著；③恶性肿瘤患者生活事件的发生频度、强度及总值高于结核病患者，差异具有显著性；④72 名庶症患者生活事件总值与反映其社会功能状况的大体评定量表（Global Assessment Scale）呈负相关（r = −0.3003、P < 0.05）。

LES 量表具有较好应用价值。

1. 用于神经症、心身疾病、各种躯体疾病及重性精神疾病的病因学研究，可确定心理因素在这些疾病发生、发展和转归中的作用份量。

2. 用于指导心理的治疗、危机干预，使心理治疗和医疗干预更具针对性。

3. 甄别高危人群、预防精神障碍和心身疾病，对 LES 分值较高者加强预防工作。

4. 指导正常人了解自己的精神负荷、维护心身健康，提高生活质量。

【实验目的】

通过生活事件量表（life event scale）心理测验的练习，初步了解心理测验的条件，记分方法，并学会分析结果，对其心理特点有直接认识。

【实验原理】

通过生活事件量表评估个体的应激源。

【实验对象与材料】

1. 对象 能正确识别和理解以下题目的任何个体。

2. 设备 桌椅、纸笔，生活事件量表（LES）。

【实验方法】

指导语：下面是每个人都有可能遇到的一些日常生活事件，究竟是好事还是坏事，可根据个人情况自行判断。这些事件可能对个人有精神上的影响（体验为紧张、压力、兴奋或苦恼等），影响的轻重程度是各不相同的。影响持续的时间也不一样。请您根据自己的情况，实事求是地回答下列问题。

家庭有关问题。

1. 恋爱或订婚。

2. 恋爱失败、婚姻破裂。

3. 结婚。

4. 自己（爱人）怀孕。

5. 自己（爱人）流产。

6. 家庭增添新成员。

7. 与爱人父母不和。

8. 夫妻感情不好。

9. 夫妻分居（因感情不和）。

10. 夫妻两地分居（工作需要）。

11. 性生活不满意或独身。

12. 配偶一方有外遇。

13. 夫妻重归于好。

14. 超指标生育。

15. 本人（爱人）作绝育手术。

16. 配偶死亡。

17. 离婚。

18. 子女升学（就业）失败。

19. 子女管教困难。

20. 子女长期离家。

21. 父母感情不和。

22. 家庭经济困难。

23. 欠债500元以上。

24. 经济情况显著改善。

25. 家庭成员重病、重伤。

26. 家庭成员死亡。

27. 本人重病或重伤。

28. 住房紧张。

29. 工作学习中的问题。

30. 待业、无业。

31. 开始就业。

32. 高考失败。

33. 扣发奖金或罚款。

34. 突出的个人成就。

35. 晋升、提级。

36. 对现职工作不满意。

37. 工作学习中压力大（如成绩不好）。

38. 与上级关系紧张。

39. 与同事邻居关系不融洽。

40. 第一次远走他乡异国。

41. 生活规律重大变动（饮食睡眠规律改变）。

42. 本人退休、离休或未安排具体工作与其他问题。

43. 好友重病或重伤。

44. 好友死亡。

45. 被人误会、错怪、诬告、议论。

46. 介入民事法律纠纷。

47. 被拘留、受审。

48. 失窃、财产损失。

49. 意外惊吓、发生事故、自然灾害。

【实验步骤】

1. 阅读测验的指导语；按要求完成各条目。

2. 检查有无漏选，错选。（电脑测验省略此项）

3. 统计结果（电脑测验此步自动完成），分析结果，了解不同个体的结果特点。

【实验说明】

LES 是自评量表，含有 48 条我国较常见的生活事件，包括三个方面的问题。一是家庭生活方面（有 28 条），二是工作学习方面（有 13 条），三是社交及其他方面（7 条），另设有 2 条空白项目，供填写当事者已经经历而表中并未列出的某些事件。填写者须仔细阅读和领会指导语，然后逐条过目。根据调查者的要求，将某一时间范围内（通常为一年内）的事件记录下来。有的事件虽然发生在该时间范围之前，如果影响深远并延续至今，可作为长期性事件记录。对于表上已列出但并未经历的事件应一一注明"未经历"，不留空白，以防遗漏。然后，由填写者根据自身的实际感受而不是按常理或伦理道德观念去判断那些经历过的事件对本人来说是好事或是坏事、影响程度如何、影响持续的时间有多久。一过性的事件如流产、失窃要记录发生次数，长期性事件如住房拥挤、夫妻分居等不到半年记为1次，超过半年记为2次。影响程度分为5级，从毫无影响到影响极重分别记0、1、2、3、4分。影响持续时间分三月、半年、一年、一年以上共4个等级，分别记1、2、3、4分。

生活事件刺激量的计算方法如下。

1. 某事件刺激量 = 该事件影响程度分 × 该事件持续时间分 × 该事件发生次数

2. 正性事件刺激量 = 全部好事刺激量之和

3. 负性事件刺激量 = 全部坏事刺激量之和

4. 生活事件总刺激量 = 正性事件刺激量 + 负性事件刺激量。

另外，还可以根据研究需要，按家庭问题、工作学习问题和社交问题进行分类统计。

（刘可智　王立金）

实验十四　父母养育方式评价

【父母养育方式评价简介】

本实验采用1980年由瑞典Umea大学，精神学系C. Perris等人共同编的父母养育方式评价（egma minnen av bardndosna uppforstran，EMBU）用以评价父母教养态度和行为的问卷。在精神医学领域，人们意识到家庭环境与子女患精神疾病存在一定相关。在临床实践中，逐渐观察到子女健康的人格和良好的社会适应能力与父母教养方式密切相关。几位临床医生根据前人所涉及的父母教养方式的维度，拟定了父母教养方的15种行为，每种行为涉及的5个条目，还有11个不属于上述15种行为的条目，因此问卷共81个条目。同时，在问卷之后还附加了两个问题。许多心理学家先后对它进行修订，进行父母教养方式的跨文化研究。他们以EMBU为测验工具，对神经症患者父母教养方的特征进行了探讨，并得出较为一致的结论，即神经症患者的父母较正常人的父母对子女缺乏情感、温暖、理解、信任和鼓励，但却有过多的拒绝和过度保护。

因此，EMBU从问世开始，就为人们提供了一个探讨父母教养方式与子女心理健康的有力而客观的工具。从另一个角度说，为我们探讨心理疾病的病因学提供了重要途经，同时，EMBU也可以用来探讨父母教养方式对人格形成的影响，让更多的人意识到哪些教养方式是不当的，从而改善、调整并最终放弃不当的教养方式，让更多的子女在良好的教养环境中成长并形成健全的人格，从这个角度讲，EMBU的应用对提高青年人的心理健康水平起到一定的作用。

1. 原量表的构成　EMBU有81个条目，涉及父母15种教养行为：辱骂、剥夺、惩罚、羞辱、拒绝、过保护、过干涉、宽容、情感、行为取向、归罪、鼓励、偏爱同胞、偏爱被试和非特异性行为。对上述15个分量表进行主因素分析，抽取了4个主因素（见表3-1），分别是：因子Ⅰ是管束、行为取向和归罪行为，因子Ⅱ是一个维度，一极是情感温暖和鼓励行为，另一极是爱的剥夺和拒绝行为，因子Ⅲ是偏爱同胞或被试，因子Ⅳ是过保护。

2. EMBU的修订

（1）中文版EMBU的形成　EMBU原文为瑞典文，我们采用澳大利亚Ross教授寄来的英文版本作为原量表、由三名从事临床的心理工作的人员分别翻译、汇总译文，力求使每一条目维持原意，易于理解。指导语，条目顺序保持不变。

（2）主因素分析　考虑到中、西方文化差异，如某一条目在西方可能归属父母过度保护分量表，而在我国可能归属于情感温暖，因此，我们没有对15个分量表进行主因素分析，而是对全部81个条目进行主因素分析，然后经因素旋转确定因素数目和条目的归属与取舍（各因素以及条目在各因素的载荷因受篇幅影响略），从父亲教养方式中抽取6个主因素，母亲教养方式中抽取5个主因素，并分别由58和57个条目组成。

3. 量表信度

表 3-1　修订后分量表信度

	分量表	同质信度	分半信度	重测信度
父亲	因子 I	0.85	0.88	0.63
	因子 II	0.83	0.76	0.58
	因子 III	0.46	0.50	0.64
	因子 IV	0.85	0.89	0.73
	因子 V	0.70	0.61	0.65
	因子 VI	0.59	0.68	0.65
母亲	因子 I	0.88	0.91	0.73
	因子 II	0.69	0.69	0.73
	因子 III	0.75	0.77	0.71
	因子 IV	0.80	0.82	0.80
	因子 V	0.84	0.87	0.82

4. 实证效度　为了评价、考查修订后 EMBU 的效度，在性别、年龄、父母的职业和文化程度四个层次与实验组配对进行了 EMBU 测试，发现二组被试在情感温暖、惩罚和拒绝否认三个分量表上差异明显，实验组的父母比对照组的父母表现出较小的情感温暖、过多的惩罚和拒绝、否认。这一结果从一定程度上证明了修订后 EMBU 的效度。

5. 量表应用范围　EMBU 是让被试者通过回忆来评价父母的教养方式，因此，它可以用于任何一位为人子女的人，其范围十分广泛，应用于什么样的群体主要取决于施测者的研究目的。但是年龄是一个应该考虑的因素。年龄过小的被试者可能对父母的评价失之偏颇，缺乏客观性，而年龄过大回忆起来又缺乏准确性。我们修订时选用的被试者平均年龄19.5 岁，就是出于对这个问题的考虑。据我们测试的经验，青中年期的被试者对问卷的回答较为客观、稳定。用于年龄过小或偏大的被试者时，对结果的解释要慎重。

【实验目的】

通过父母养育方式评价（EMBU）心理测验的练习，初步了解心理测验的条件，记分方法，并学会分析结果，对其心理特点有一直接认识。

【实验原理】

通过父母养育方式评价评估个体的父母教养方式。

【实验对象与材料】

1. 对象　能正确识别和理解以下题目的任何个体。

2. 设备　桌椅、纸笔，父母养育方式评价（EMBU）。

【实验方法】

在回答问卷之前，请您认真阅读下面的指导语：父母的教养方式对子女的发展和成长是至关重要的。让您确切回忆小时候父母对您说教的每一细节是很困难的。但我们每个人都对我们成长过程中父母对待我们的方式有深刻印象。回答这一问卷，就是请您努力回想小时候留下的这些印象。问卷有很多题目组，每个题目答案均有 1、2、3、4 四个等级。请您分别在最适合您父亲和您母亲的等级数字上面选择。每题只准选一个答案。您父亲和母亲对您的教养方式可能是相同的，也可能是不同的。请您实事求是地分别回答。

如果您幼小时候父母不全，可以只回答父亲或母亲一栏。如果是独生子女，没有兄弟姐妹，相关的题目可以不答。问卷不记名，请您如实回答。下面举例说明对每个题目的回答方法。

		从不	偶尔	经常	总是
1. 父母常常打您吗？	父	①	2	3	4
	母	1	②	3	4
2. 父母对您很亲热吗？	父	1	2	③	4
	母	1	2	③	4

姓名：　　　　　性别：　　　　　年龄：

你与父母一起生活到_____岁。

父亲是否健在（或在您_____岁时去世）

母亲是否健在（或在您_____岁时去世）

父母是否离异：是否在您_____岁时离异

父亲文化程度：大学（包括大学以上、大专）、中专（包括高中）、初中、小学

父亲职业：工人、农民、知识分子、干部

母亲文化程度：大学（包括大学以上、大专）、中专（包括高中）、初中、小学

母亲职业：工人、农民、知识分子、干部

1. 我觉得父母干涉我所做的每一件事。

2. 我能通过父母的言谈、表情感受他（她）很喜欢我。

3. 与我的兄弟姐妹相比，父母更宠爱我。

4. 我能感到父母对我的喜爱。

5. 即使是很小的过失，父母也惩罚我。

6. 父母总试图潜移默化地影响我，使我成为出类拔萃的人。

7. 我觉得父母允许我在某些方面有独到之处。

8. 父母能让我得到其他兄弟姐妹得不到的东西。

9. 父母对我的惩罚是公平的、恰当的。

10. 我觉得父母对我很严厉。

11. 父母总是左右我该穿什么衣服或该打扮成什么样子。

12. 父母不允许我做一些其他孩子可以做的事情，因为他们害怕我会出事。

13. 在我小时候，父母曾当着别人面打我或训斥我。

14. 父母总是很关注我晚上干什么。

15. 当遇到不顺心的事时，我能感到父母在尽量鼓励我，使我得到一些安慰。

16. 父母总是过分担心我的健康。

17. 父母对我的惩罚往往超过我承受的程度。

18. 如果我在家里不听吩咐，父母就会恼火。

19. 如果我做错了什么事，父母总是以一种伤心样子使我有一种犯罪感或负疚感。

20. 我觉得父母难以接近。

21. 父母曾在别人面前唠叨一些我说过的话或做过的事，这使我感到很难堪。

22. 我觉得父母更喜欢我，而不是我的兄弟姐妹。

23. 在满足我需要的东西，父母是很小气的。

24. 父母常常很在乎我取得分数。

25. 如果面临一项困难的任务，我能感到来自父母的支持。

26. 我在家里往往被当做"替罪羊"或"害群之马"。

27. 父母总是挑剔我所喜欢的朋友。

28. 父母总以为他们的不快是由我引起的。

29. 父母总试图鼓励我，使我成为佼佼者。

30. 父母总向我表示他们是爱我的。

31. 父母对我很信任且允许我独自完成某些事。

32. 我觉得父母很薄重我的观点。

33. 我觉得父母很愿意跟我在一起。

34. 我觉得父母对我很小气、很吝啬。

35. 父母总是向我说类似这样的话"如果你这样做我会很伤心"。

36. 父母要求我回到家里必须得向他们说明我在做的事情。

37. 我觉得父母在尽量使我的青春更有意义和丰富多彩（如给我买很多的书，安排我去夏令营或参加俱乐部）。

38. 父母经常向我表述类似这样的话"这就是我们为你整日操劳而得到的报答吗?"

39. 父母常以不能娇惯我为借口不满足我的要求。

40. 如果不按父母所期望的去做，就会使我在良心上感到很不安。

41. 我觉得父母对我的学习成绩，体育活动或类似的事情有较高的要求。

42. 当我感到伤心的时候可以从父母那得到安慰。

43. 父母曾无缘无故地惩罚我。

44. 父母允计我做一些我的朋友们做的事情。

45. 父母经常对我说他们不喜欢我在家的表现。

46. 每当我吃饭时，父母就劝我或强迫我再多吃一些。

47. 父母经常当着别人的面批评我既懒惰，又无用。

48. 父母常常关注我交往什么样的朋友。

49. 如果发生什么事情，我常常是兄弟姐妹中唯一受责备的一个。

50. 父母能让我顺其自然地发展。

51. 父母经常对我粗俗无礼。

52. 有时甚至为一点儿鸡毛蒜皮的小事，父母也会严厉地惩罚我。

53. 父母曾无缘无故地打我。

54. 父母通常会参与我的业余爱好活动。

55. 我经常挨父母的打。

56. 父母常常允许我到我喜欢去的地方，而他们又不会过分担心。

57. 父母对我该做什么、不该做什么都有严格的限制而且绝不让步。

58. 父母常以一种使我很难堪的方式对待我。

59. 我觉得父母对我可能出事的担心是夸大的、过分的。

60. 我觉得与父母之间存在一种温暖、体贴和亲热感觉。

61. 父母能容忍我与他们有不同的见解。

62. 父母常常在我不知道原因的情况下对我大发脾气。

63. 当我所做的事取得成功时，我觉得父母很为我自豪。

64. 与我的兄弟姐妹相比，父母常常偏爱我。

65. 有时即使错误在我，父母也把责任归咎于兄弟姐妹。

66. 父母经常拥抱我。

【实验步骤】

1. 阅读测验的指导语；按要求完成各条目。

2. 检查有无漏选，错选。（电脑测验省略此项）

3. 统计结果（电脑测验此步自动完成），分析结果，了解不同个体的结果特点。

【实验说明】

1. 修订后的 EMBU 并未建立全国性常模。修订的目的是确定中国父母教养方式的维度和量表本身的信度、效度，因此，在用 EMBU 对特殊群体进行测验时，相应建立一个取自一般群体的对照组是十分必要的。

2. EMBU 既可以个别施测又可以群体施测。但指导语必须向被试者明确解释。被试主要靠回忆来回答问卷，切忌让患者受父母的某一行为事件的影响，而要对父母的一贯行为做出评价并尽量保持客观、准确。

3. 被试者空答题过多或对每一题有 2 个答案的题过多的问卷应作废，以保证测验结果的科学价值。

表 3 – 2　父、母亲量表各因子所含条目

因子	父亲	母亲
因子 I	2、4、6、7、9、15、20、25、30、31、32、33、37、42、54、60、61、66	2、4、6、7、9、15、25、29、30、31、32、33、37、42、44、54、60、61、63
因子 II	5、13、17、18、43、49、51、52、53、55、58、62	1、11、12、14、16、19、24、27、35、36、41、48、50、56、57、59
因子 III	1、10、11、14、27、36、48、50、56、57	23、26、28、34、38、39、45、47
因子 IV	3、8、22、64、65	13、17、43、51、52、53、55、58、62
因子 V	21、23、28、34、35、45	3、8、22、64、65
因子 VI	12、16、39、40、59	

注：66 个条目中，父亲量表不含有 19、24、26、38、41、47、54、63；母亲量表不含有 5、10、18、20、21、40、49、66。为了方便，可以让受试者对所有问题进行回答，但在计算分析时不将以上条目计算在内。

【思考题】

1. 修订后的 EMBU 较传统 EMBU 有哪些方面的进步？

2. 如果受试者在接受问卷调查时刚好与家人发生冲突不久，导致测试结果不客观，你要如何减少这种偏倚？

（董再全）

实验十五　社会支持评定量表测验

【社会支持评定量表简介】

本实验采用1987年我国自行设计的《社会支持评定量表》（social support recombined scale，SSRS）。量表含有十个条目，包含客观支持（3条）、主观支持（4条）和对社会支持的利用度（3条）三个维度。一般来说，社会支持从性质上分为两类，一类为客观的、可见的或实际的支持，包括物质上的直接援助和社会网络、团体关系的存在和参与，后者是指稳定的婚姻（包括家庭、朋友、同事等）或不稳定的社会联系如非正式团体、暂时性的社会交际等的大小和可获得程度，这类支持独立与个体的感受，是客观存在的现实。另一类是主观的、体验到的情感上的支持，指的是个体在社会中受尊重、被支持、理解的情感体验和满意程度，与个体的主观感受密切相关。21世纪以来，社会流行学研究表明社会隔离或社会结合的紧密程度低的个体，身心健康的水平较低，而死亡率较高。在各年龄组，缺乏稳定婚姻关系和社会关系较孤立的个体易患结核病、意外事故和精神疾病，如精神分裂症，且死亡率高于有稳定婚姻关系者。对精神疾病患者的研究发现，与正常人比较，精神分裂症患者的社交面较窄，一般仅限于自己的亲人，而神经症患者社交活动少，社会关系松散。七十年代初，精神病学文献中引入社会支持（social support）的概念，社会学和医学用定量评定的方法，对社会支持与身心健康的关系进行大量的研究。多数学者认为，良好的社会支持有利于健康，而劣性社会关系的存在则损害身心健康。

社会支持一方面对应激状态下的个体提供保护，即对应激起缓冲作用；另一方面对维持一般的良好情绪体验具有重要意义。个体对社会支持的利用存在着差异，有些人虽可获得支持，却拒绝别人的帮助。并且，人与人的支持是一个相互作用的过程，一个人在支持别人的同时，也为获得别人的支持打下了基础。

80年代初以来，我国心理卫生工作者在研究中开始大量使用评定量表，有的直接移植国外的量表或稍加修订，有的则在参考国外文献的基础上设计新的问卷，但未见有评定社会支持的量表。因此，我们本着有效和简洁的原则，在参考国外有关资料的基础上，自行设计了只有十个条目的《社会支持评定量表》。信效度：对128名二年级大学生进行测试，量表总分为 34.56 ± 13.73 分，两个月重测总分一致性 $R = 0.92$（$P < 0.01$），各条目一致性 $Rl \sim 10$ 在 0.89 ± 0.94 之间，表明该问卷具有较好的信效度。《社会支持评定量表》的测定结果与身心健康结果具有中等程度的相关性，即该量表具有较好的预测效度（predictive validity）。

【实验目的】

通过社会支持评定量表（SSRS）心理测验的练习，初步了解心理测验的条件，记分方法，并学会分析结果，对其心理特点有一直接认识。

【实验原理】

通过社会支持评定量表评估个体的社会支持程度。

【实验对象与材料】

1. 对象 能正确识别和理解以下题目的任何个体。

2. 设备 桌椅、纸笔，社会支持评定量表（SSRS）。

【实验方法】

指导语：下面的问题用于反映您在社会中所获得的支持，请按各个问题的具体要求，根据您的实际情况做答。谢谢您的合作。

1. 您有多少关系密切、可以得到支持和帮助的朋友？（只选一项）

(1) 1 个也没有   (2) 1~2 个

(3) 3~5 个   (4) 6 个或 6 个以上

2. 近一年来您：（只选一项）

(1) 远离家人，且独居一室。

(2) 住处经常变动，多数时间和陌生人住在一起。

(3) 和同学、同事或朋友住在一起。

(4) 和家人住在一起。

3. 您与邻居：（只选一项）

(1) 相互之间从不关心，只是点头之交。

(2) 遇到困难可能稍微关心。

(3) 有些邻居都很关心您。

(4) 大多数邻居都很关心您。

4. 您与同事：（只选一项）

(1) 相互之间从不关心，只是点头之交。

(2) 遇到困难可能稍微关心。

(3) 有些同事很关心您。

(4) 大多数同事都很关心您。

5. 从家庭成员得到的支持和照顾（在无、极少、一般、全力支持四个选项中，选择合适选项）

A. 夫妻（恋人）   B. 父母

C. 儿女   D. 兄弟姐妹

E. 其他成员（如嫂子）

6. 过去，在您遇到急难情况时，曾经得到的经济支持和解决实际问题的帮助的来源有：

（1）无任何来源。

（2）下列来源：（可选多项）

A. 配偶；B. 其他家人；C. 亲戚；E. 同事；F. 工作单位；G. 党团工会等官方或半官方组织；H. 宗教、社会团体等非官方组织；I. 其他（请列出）

7. 过去，在您遇到急难情况时，曾经得到的安慰和关心的来源有：

（1）无任何来源。

（2）下列来源（可选多项）

A. 配偶；B. 其他家人；C. 朋友 D. 亲戚；E. 同事；F. 工作单位；G. 党团工会等官方或半官方组织；H. 宗教、社会团体等非官方组织；I. 其他（请列出）

8. 您遇到烦恼时的倾诉方式：（只选一项）

（1）从不向任何人诉述。

（2）只向关系极为密切的1~2个人诉述。

（3）如果朋友主动询问您会说出来。

（4）主动诉述自己的烦恼，以获得支持和理解。

9. 您遇到烦恼时的求助方式：（只选一项）

（1）只靠自己，不接受别人帮助。

（2）很少请求别人帮助。

（3）有时请求别人帮助。

（4）有困难时经常向家人、亲友、组织求援。

10. 对于团体（如党团组织、宗教组织、工会、学生会等）组织活动，您：（只选一项）

（1）从不参加

（2）偶尔参加

（3）经常参加

（4）主动参加并积极活动。

【实验步骤】

1. 阅读测验的指导语；按要求完成各条目。

2. 检查有无漏选，错选。（电脑测验省略此项）

3. 统计结果（电脑测验此步自动完成），分析结果，了解不同个体的结果特点。

【实验说明】

（一）社会支持评定量表条目计分方法

1. 第1~4，8~10条：每条只选一项，选择1、2、3、4项分别计1、2、3、4分。

2. 第5条分A、B、C、D四项计总分，每项从无到全力支持分别计1~4分。

3. 第6、7条如回答"无任何来源"则计0分，回答"下列来源"者，有几个来源就计几分。

（二）社会支持评定量表分析方法

1. 总分：即十个条目计分之和。

2. 客观支持分：2、6、7 条评分之和。

3. 主观支持分：1、3、4、5 条评分之和。

4. 对支持的利用度第 8、9、10 条。

【思考题】

社会支持评定量表的评价结果对医务工作者有何指导作用？

（王立金）

实验十六　学习动机测验

【学习动机诊断测验简介】

学习动机是指引发与维持学生的学习行为，并使之指向一定学业目标的一种动力倾向，包含学习需要和学习期待两个部分。不同心理学家从不同角度对学习动机进行了阐释，主要包括强化理论、归因理论、需要层次理论、成就动机理论、自我价值理论、自我效能感理论等。激发和培养学习动机的策略主要有采用启发式教学、控制动机水平、给予恰当评定、维护学习动机、正确处理竞争与合作等。

本实验采用1991年华东师范大学周步成先生编制的学习动机诊断测验（MAAT）手册，测定学生的成功动机（Ⅰ）、考试焦虑（Ⅱ）、自己的责任性（ⅢG）及要求水平（ⅣH），并以此来评定其学习动机。其中成功动机的测试又分为四个场面：知识学习场面（ⅠA）、技能场面（ⅠB）、运动场面（ⅠC）、社会生活场面（ⅠD），考试焦虑的测定又分为促进紧张（ⅡE）和回避失败的动机（ⅡF）。

学习动机诊断测验在不同被试群中获得的分半信度在 0.83～0.89 之间，重测信度在 0.79～0.86 之间，并具有良好的效度。

【实验目的】

通过学习动机诊断测验的练习，初步了解学习动机测验的条件，记分方法，并学会应用于临床。

【实验原理】

通过学习动机诊断测验（MAAT）自评问卷测试学生引发与维持学习行为动力所在。

【实验对象与材料】

1. 对象　小学四年级至高中三年级学生。

2. 设备　学校教室、纸笔、桌椅，学习动机诊断测验（MAAT）手册。

【实验方法】

以下每个模块虚拟了许多在现实生活中的学习场景、学习动力和学习行为、请仔细阅读每一个陈述，考虑一下它是否适用你。尽量诚实、准确地回答，但没有必要每一条都刻意花太多时间。对下面的题目作出是或否的回答。

ⅠA:　　　　　　　　　　　　　　　经常　　　有时　　　从不

1. 你是否想在学习上成为班级第一名？

2. 你考试获得好成绩时，是否想得到老师表扬？

3. 你是否认为，学习上碰到不懂的地方，只要努力钻研，一定会弄明白？

4. 你是否在和同学的学习竞赛中获胜？

5. 你是否认为，只要用功学习成绩就会有所提高？

6. 你是否认为，只要努力学习，即使不喜欢的功课，也会变得有兴趣？

7. 你在专心学习的时候，是否对周围发生的事不在意？

8. 你是否认为，平时好好学习，考试时就会得到好成绩？

9. 你是否认为，测验和考试的时候，可以不参加运动和游戏？

10. 你是否认为，学习紧张的时候，可以不和同学玩？

11. 你是否在疲劳的时候，还想再看一遍已经做完的功课？

12. 你是否想在平时就复习好功课，以便能随时回答老师的提问？

I B：　　　　　　　　　　　　　经常　　　有时　　　从不

1. 你是否希望自己的作品（绘画、手工）能在展览会上展出？

2. 在文艺演出中，你是否想让自己的表演得到观众好评？

3. 你是否想使自己的手更灵巧？

4. 你是否认为，如果努力练习，无论是绘画、书法、乐器演奏还是唱歌，都会有进步？

5. 在其他同学都灰心时，你是否仍然努力做出好的作品（绘画、书法和手工）？

6. 你是否因为想得到老师表扬而把练习本上字写得漂亮？

7. 你认真工作，是否想得到大家的好评？

8. 在绘画、书法、唱歌、乐器演奏和手工中，你是否想至少有一样要获得好的成绩？

9. 你是否想让别人佩服你创作的作品？

10. 你是否想使自己的绘画、书法、唱歌、乐器演奏和手工的水平逐渐提高？

11. 你开始绘画、书法、唱歌、乐器演奏和手工时，是否认为一定能做好？

12. 为了练习绘画、书法、唱歌、乐器演奏和手工，你是否能克服各种困难？

I C：　　　　　　　　　　　　　经常　　　有时　　　从不

1. 在运动会的比赛中，你是否想得到第一名？

2. 你是否想成为班级和学校的运动选手？

3. 你是否想在体育比赛中创造优秀成绩？

4. 你是否认为，如果努力练习，一定会成为好的运动选手？

5. 对于你感到有一定难度的体育项目，是否想通过努力练习来获得好成绩？

6. 与学习上取得好成绩相比，你是否更想在体育运动中创造出优秀成绩？

7. 你是否想宁肯少看电视，甚至不玩，也要把自己喜爱的体育项目练好？

8. 你是否想在各种体育运动中都取得比别人好的成绩？

9. 为了在体育比赛中获胜，你是否认为，即使再辛苦，也要坚持下去？

10. 眼看比赛要输了，你是否还想拼到底，争取胜利？

11. 你是否想至少有一个体育项目是自己拿手的？

12. 你是否认为，运动水平是会逐步提高的？

ID:　　　　　　　　　　　　　　　　经常　　有时　　从不

1. 你是否想被选为班委会委员？

2. 你是否希望受到同学们喜爱？

3. 你是否想当班干部而受到同学尊重？

4. 你是否想成为一个在班级中有威信的人？

5. 你是否认为，如果自己对同学热情，同学也会对自己热情？

6. 你是否想不管遇到什么事，也要守信用？

7. 你是否想成为一个大家信得过的人？

8. 你是否想成为一个同学们都愿意和你亲近的人？

9. 你是否想经常和同学谈心？

10. 你是否希望自己的意见得到同学们的赞同？

11. 你是否想和自己不太喜欢的同学友好相处？

12. 你在忙于学习和工作时，是否想先去做同学委托的事？

II E:　　　　　　　　　　　　　　　经常　　有时　　从不

1. 考试前，你有些紧张，考试开始后，你是否会完全镇静下来？

2. 你在考试时，能否集中注意，不想别的事？

3. 考试的题目越难，你的成绩是否反而越好？

4. 你是否认为，考试前几天用心复习，比平时更能够记住？

5. 和简单的考试比起来，你是否更喜欢困难的考试？

6. 你是否感到考试开始时困难，一旦做下去也就顺利了？

7. 你是否愉快地等待考试的到来？

8. 你考试时的成绩是否比平时的成绩要好？

9. 你考试成绩不好时，是否想到要更努力学习？

10. 你参加市、区、县考试的成绩是否比学校里的考试成绩好？

11. 你是否感到考试的时间不大够时，你的成绩反而更好？

12. 你是否感到考试的成绩常常比你考试前预想的要好？

II F:　　　　　　　　　　　　　　　经常　　有时　　从不

1. 你考试成绩不好，是否由于你太紧张？

2. 你是否认为，越是担心考不好，结果会考得越糟？

3. 你是否认为，不经常参加考试，就会失去自信，考试成绩会越来越不好？

4. 你是否认为，越是重要的考试，成绩就越是不好？

5. 你是否认为，平时稍加思考就能答好的问题，到考试时也会答不好？

6. 你是否感到一到考试就头脑空空，不能很好地问答问题？

7. 在考试时，你是否经常想看还剩下多少时间，而影响了思考？

8. 如果试卷开头一些问题回答不出，是否后面容易的问题也会答不上来了？

9. 你考试前是否总担心会考得不好？

10. 你上课时，是否担心老师会提问自己？

11. 上课时老师提问你，你心里是否很紧张，而不能很好地回答问题？

12. 考试时，你是否会因为考场外的声音而定不下心来？

ⅢG：

1. 你在考试取得了好的成绩时，你认为

A. 因为自己努力学习　　　　　　　　B. 因为这次试题容易

2. 你受到父母表扬的时候，你认为

A. 因为当时父母的心情好　　　　　　B. 因为自己的学习成绩好

3. 有人说你不聪明时，你认为

A. 对此不必放在心上　　　　　　　　B. 只要努力是可以改变人家的看法的

4. 你能很快解答难题时，你认为

A. 因为自己学习认真　　　　　　　　B. 因为题目容易

5. 你能很快记住老师上课的内容，你认为

A. 因为自己认真听课　　　　　　　　B. 因为教师讲解得很清楚

6. 如果老师说，你的学习成绩好，你认为

A. 这是老师为了鼓励自己经常说的话　　B. 因为自己的学习成绩确实好

7. 你的父母说你做事很愚笨时，你认为

A. 的确是自己做了愚笨的事　　　　　B. 是父母的心情不好

8. 你的考试成绩比预想的要差时，你认为

A. 是这次考试的题目特别难　　　　　B. 是自己没有复习好

9. 你在体育活动或别的游戏中获胜时，你认为

A. 是自己水平高　　　　　　　　　　B. 是对手差劲

10. 如果大家认为你做的事情很聪明，你认为

A. 是大家喜欢你　　　　　　　　　　B. 是自己总是做聪明的事

11. 如果你在学习上取得了成绩，你认为

A. 是周围的人帮助了你　　　　　　　B. 是自己努力

12. 你能很顺利地解答数学题目时，你认为

A. 是老师出题容易　　　　　　　　　B. 是自己已经学习过了

13. 你在上课时能很快地记住讲课的内容，你认为

A. 是自己专心听课　　　　　　　　　B. 是老师讲课讲的通俗易懂

14. 你向同学讲解题方法或处世待人方法时，同学们一下就听懂了，你认为

A. 是自己说得清楚　　　　　　　　　B. 是同学们聪明

15. 当老师对你说，"请更努力学习"时，你认为

A. 这是老师鼓励自己的话　　　　　　B. 是自己的成绩比过去差了

IV H：

1. 考试前预想分数是 70 分，考试成绩是 80 分，再次考试想得的分数是：

A. 60 分　　　　B. 70 分　　　　C. 80 分　　　　D. 90 分　　　　E. 100 分

2. 考试前预想分数是 70 分，考试成绩是 60 分，再次考试想得的分数是：

A. 40 分　　　　B. 50 分　　　　C. 60 分　　　　D. 70 分　　　　E. 80 分

3. 考试前预想分数是 80 分，考试成绩是 80 分，再次考试想得的分数是：

A. 60 分　　　　B. 70 分　　　　C. 80 分　　　　D. 90 分　　　　E. 100 分

4. 考试前预想分数是 80 分，考试成绩是 60 分，再次考试想得的分数是：

A. 40 分　　　　B. 50 分　　　　C. 60 分　　　　D. 70 分　　　　E. 80 分

5. 考试前预想分数是 60 分，考试成绩是 80 分，再次考试想得的分数是：

A. 60 分　　　　B. 70 分　　　　C. 80 分　　　　D. 90 分　　　　E. 100 分

【实验步骤】

1. 阅读测验的指导语；按要求完成各条目。
2. 检查有无漏选，错选。（电脑测验省略此项）
3. 统计结果（电脑测验此步自动完成），分析结果，了解不同个体的结果特点。

【实验说明】

评分标准：问卷中 A、B、C、D、E、F 试题"经常"计 3 分，"有时"计 2 分，"从不"计 1 分；问卷中 G 试题中，选 A 计 1 分，选 B 计 0 分；问卷 H 试题中，选 A 计 0 分，选 B 计 2 分，选 C 计 4 分，选 D 计 6 分，选 E 计 8 分。

最后各项分别计分，计分范围对应下表等级范围，不同年级对应不同的计分范围标准。

本实验是用 1、2、3、4、5 个等级来表示学习动机的强弱，学习动机五个等级含义如下。

项目		1	2	3	4	5
成功动机	A 知识学习场面的成功动机	非常弱	相当弱	一般	相当强	非常强
	B 技能场面的成功动机	非常弱	相当弱	一般	相当强	非常强
	C 运动场面的成功动机	非常弱	相当弱	一般	相当强	非常强
	D 社会生活场面的成功动机	非常弱	相当弱	一般	相当强	非常强
	综合成功动机	非常弱	相当弱	一般	相当强	非常强
考试焦虑	E 适度焦虑	非常弱	相当弱	一般	相当强	非常强
	F 过度焦虑	非常弱	相当弱	一般	相当强	非常强
G 自己的责任心		非常弱	相当弱	一般	相当强	非常强
H 要求水准		非常弱	相当弱	一般	相当强	非常强

【思考题】

1. 如何提高学习动机?
2. 此测验在检测学习动机上是否不够全面?
3. 此测验如何与临床结合?

（王国强）

实验十七 自动思维问卷测验

【自动思维问卷的简介】

自动思维问卷（ATQ）用来评价与抑郁有关的、自动出现的消极思想的频度，用以找出抑郁患者表达自己认知体验的内在自我描写（Hollon&Keridall，1980）。ATQ 涉及抑郁的四个层面：①个体适应不良及对改变的渴求；②消极的自我概念与消极的期望；③自信不足；④无助感。所有条目均为抑郁消极体验，与抑郁程度呈正相关。ATQ 的编制建筑在两个样本之上，用一个样本（788 名大学生）编制出条目，另一个样本（大学生，男 167，女 145，平均年龄 20 岁）做条目筛选并进行交叉效度检验。同时加用 Beck 抑郁问卷（BDI），Minnesota 多项人格问卷抑郁分卷（MMPI－D）和状态—特质焦虑问卷（STAI）。将第二组受试随机再分成两组，每组 156 名被试者，一个亚组用于筛选条目，另一个亚组用于交叉效度检验。

内部一致性：ATQ 的内部一致性很高。原作者报告的劈半奇偶数相关系数为 0.97，α 系数为 0.96。Harrell&Ryon（1983）报告的劈半相关系数为 0.96，α 系数为 0.98。后者还分别报告了抑郁与非抑郁被试者的内部一致性：抑郁组 r 值为 0.90～0.94；非抑郁医学生为 0.87～0.91；非抑郁精神科患者为 0.59～0.89。条目与总分的相关系数为 0.56～0.910，尚没有重测信度的报道。Harrell & Ryon（1983）也报告三者之间相关显著。这两项研究还发现用 ATQ 得分可以很好地区分抑郁与非抑郁被试者。

ATQ－30 与 ATQ－100 均可用于评定抑郁相关思维，但 ATQ－30 内容少，需时短，因而优于 ATQ－100。ATQ－30 可用作筛查工具，一方面它与抑郁自评量表（尤其是 BDI），高度相关，另一方面其适用范围广。它与归属方式问卷（attributional style questionnaire，ASQ）以及认知偏差问卷不同，并不只局限于特定的人群或特定的社会背景之中。但有一个问题值得注意，尽管 ATQ 让被试者回忆最近一周的想法，但这种回忆性自身估价并不能完全真实地直接反映出对自我认知的评价。

【实验目的】

通过自动思维问卷（ATQ）心理测验的练习，初步了解心理测验的条件，记分方法，并学会分析结果，对其心理特点有一直接认识。

【实验原理】

通过自动思维问卷（ATQ）评估个体评价与抑郁有关的、自动出现的消极思想的频度。

【实验对象与材料】

1. 对象 能正确识别和理解以下题目的任何个体。

2. 设备 桌椅、纸笔，自动思维问卷（ATQ）。

【实验方法】

指导语：下列是一些可能涌入人们头脑中的想法。请逐条阅读，说明你在最近一周内是否出现过这类想法，其频度如何。请逐项阅读，在每一条目之前标明相应的数值，数值的意义如下：1＝无；2＝偶尔出现；3＝有时出现；4＝经常出现；5＝持续存在。

1. 我觉得活在世上困难重重。

2. 我不好。

3. 为什么我总不能成功？

4. 没有人理解我。

5. 我让人失望。

6. 我觉得过不下去了。

7. 真希望我能好一点。

8. 我很虚弱。

9. 我的生活不按我的愿望发展。

10. 我对自己很不满意。

11. 我觉得一切都不好了。

12. 我无法坚持下去。

13. 我无法重新开始。

14. 我究竟犯了什么毛病？

15. 真希望我是在另外一个地方。

16. 我无法同时对付这些事情。

17. 我恨我自己。

18. 我毫无价值。

19. 真希望我一下子就消失了。

20. 我这是怎么了？

21. 我是个失败者。

22. 我的生活一团糟。

23. 我一事无成。

24. 我不可能干好。

25. 我觉得孤立无援。

26. 有些东西必须改变。

27. 我肯定有问题。

28. 我的将来毫无希望。

29. 这根本毫无价值。

30. 我干什么事都有头无尾。

【实验说明】

该问卷询问受试者最近一周内 30 种不同想法的出现频度。频度分五级评分：1 = 无；2 = 偶尔；3 = 有时；4 = 经常；5 = 持续存在。总分范围为 30（无抑郁或抑郁极轻）~150 分（极度抑郁）。

【思考题】

1. 自动思维问卷（ATQ）可能存在何种信息偏倚？
2. ATQ – 30 与 ATQ – 100 各有何优缺点？

（王国强）

实验十八 从众实验

【从众实验的简介】

所谓从众，是指个体受到群体的影响而怀疑、改变自己的观点、判断和行为等，以和他人保持一致。阿希实验就是研究人们会在多大程度上受到他人的影响，而违心地进行明显错误地判断。社会心理学中的从众行为的实验研究是由美国心理学家谢里夫（M. Sherif）于 20 世纪 30 年代完成。此后心理学家阿希（S. Asch）于 20 世纪 50 年代进行了经典的从众行为实验，即"阿希实验"，是研究从众现象的经典心理学实验。

【实验目的】

1. 掌握从众实验的具体表现、实验方法及步骤（以经典阿希实验为例）。
2. 熟悉从众实验的目的。
3. 了解从众实验的原理。

【实验原理】

从众是指个体在社会群体的无形压力下，不知不觉或不由自主的与多数人保持一致的社会心理现象，通俗地说就是"随大流"。个人受到外界人群行为的影响，而在自己的知觉、判断、认识上表现出符合于公众舆论或多数人的行为方式，就是从众。通常情况下，多数人的意见往往是对的。从众服从多数，一般是不错的。但缺乏分析，不作独立思考。不顾是非曲直的一概服从多数，随大流走，则是不可取的，是消极的"盲目从众心理"。人们从众的行为应该还和人群数量有关。

从众因素主要包括：①群体因素，一般群体规模大、凝聚力强、群体意见的一致性等，都易于使个人产生从众行为；②情境因素，这主要有信息的模糊性与权威人士的影响力两个方面，即一个人处在这两种情况下，易于产生从众心理；③个人因素，这主要反映在人格特征、性别差异与文化差异等三个方面，一般智力低下、自信心不足、性格软弱者，较易从众；妇女比男子容易从众；不同文化背景的人，其从众表现有一定差别。就个人从众的发生看，从众可能是盲目的，也可能是自觉的；可能是表面的顺从，也可能是内心的接受。而就其意义说，从众可能是消极的，也可能是积极的。

【实验对象与材料】

1. **对象** 普通人
2. **材料** 30 组，每组两张纸，一张纸上印着一条线段，另一张上印有几条线段；实验记录纸。

【实验方法】

通过受试者给出选择是独立还是从众的次数，计算受试者的从众行为次数，了解从众率。设置不同人数参加的组别进行实验。

【实验步骤】

在校园中招聘志愿者，号称这是一个关于视觉感知的心理实验。实验在一间房间内举行，形式非常简单，就是给被试者呈现两张纸，一张纸上印着一条线段，被试者需要在另一张印有几条线段的纸上找出与刚才那条长度相同的。实验需要测试多组不同的被试者，每组人要做 18 个测试。

1. 当志愿者来到实验房间时会发现，屋子里的 7 个座位已经坐了 6 个人，只有最后一把椅子空着。而已经入座的 6 个人其实都是此次实验的助手，来当托儿的。如同图片显示的那样，测试的答案都是及其简单的，只要是智商正常没有喝多的人都不太可能答错。在回答问题的过程中，被试者们是按座位顺序一个接一个回答问题的，这样每次志愿者总是最后一个回答。实验开始前几次判断，大家都一致做出了正确的选择，从第 7 次开始，假被试者（助手）故意做出错误的选择，实验者开始观察其被试者的选择是独立还是从众。在 18 次测试中，实验助手有 12 次故意出错，当然他们是一起给出相同的错误答案。

2. 将被试者与 1 个实验助手（共 2 个人）进行上述实验。

3. 将被试者与 2 个实验助手（共 3 个人）进行上述实验。

4. 将被试者与 3 个实验助手（共 4 个人）进行上述实验。

5. 将被试者与 4 个实验助手（共 5 个人）进行上述实验。

进行测试时，记录被试者的答案，以便计算被试者的从众率。

总结上述训练是通过不同人数的组别实验，观察被试者的从众行为的发生率，及从众行为的发生与人数的关系。

【实验指导】

1. 预习要求　查阅有从众行为的原理及实验的操作方法。

2. 操作要点　实验材料可以是多样的，本实验为阿希实验的方法即为线条的识别。

3. 注意事项

（1）在室温 25℃左右、安静的室内，让被试者处于较为放松的状态。

（2）在进行实验之前注意在对实验的内容的保密。

（3）实验过程中，注意被试者的情绪等，确保实验的顺利进行。

（4）进行实验时，注意对被试者结果的准确记录。

【思考题】

1. 你在现实中发现了哪些从众行为？

2. 从众行为的利弊各有哪些方面？

（吉宇波）

实验十九 Beck 抑郁问卷测验

【Beck 抑郁问卷的简介】

贝克抑郁问卷 - Ⅱ（Beck Depression inventory，BDI - Ⅱ），由亚伦·贝克在 1996 年设计，包含 21 个题目，由被试者自己完成问卷，不限时间。该问卷适用于 13 岁以上的人群使用。问卷的选项包含抑郁的症状如绝望、敏感性，认识事物的方式如内疚、感觉会被惩罚，以及身体特质如疲劳感、体重减少、性能力减退。主要评定受试者被多种焦虑症状烦扰的程度。适用于具有焦虑症状的成年人。能比较准确地反映主观感受到的焦虑程度。

Beck（1967）将抑郁表述为 21 个"症状—态度类别"，Beck 量表的每个条目便代表一个类别。这些类别包括：心情、悲观、失败感、不满、罪恶感、惩罚感、自厌、自责、自杀意向、痛哭、易激惹、社会退缩、犹豫不决、体象歪曲、活动受抑制、睡眠障碍、疲劳、食欲下降、体重减轻、有关躯体的先占观念与性欲减退。其目的是评价抑郁的严重程度。

在最新的版本中，每一分数只有一种描述，而 21 个类别的每类都分四级评分，总分范围为 0 ~ 63 分。尽管判断抑郁程度的临界值因研究目的而异，但作者提出的以下标准可作为参考：4 分，无抑郁或极轻微；5 ~ 13 分，轻度；14 ~ 20，中度；21 分或更高，重度。BAI 是一种分析受试者主观焦虑症状的相当简便的临床工具。它的特点是项目内容简明，容易理解、操作分析方便。信度：用 BAI 对 60 名焦虑症患者及 80 名健康人作检查，把检查结果的总分作 t 检验，结果表明两组 BAI 的评分有显著性差异（P < 0.01），效度：对 60 名焦虑症患者用 BAI 和 SAS（Self - rating Anxiey Scale，由 Zung 于 1971 年编制）检查，并对检查结果进行相关分析，相关系数为 0.828，结果表明 BAI 与 SAS 客观评定的总分显著正相关。证明 BAI 在中国临床应用中的有效性。敏感性和特异性：作者分别以 BAI≥40 和≥45 为阳性，得到假阳性率、假阴性率、敏感性和特异性来评价 BAI 对焦虑症的评定效果，结果表明当 BAI 以≥45 为界限时，其敏感性（91.66%）和特异性（91.25%）相对均衡。以 BAI≥45 为判断界限，用 Kappa 一致性公式对量表判断和临床诊断进行分析，结果表明具有高度一致性（K = 0.82）。

BAI 是焦虑感受的自评量表，其总分能充分反映焦虑状态的严重程度。能帮助了解近期心境体验及治疗期间焦虑症状变化动态。因此，可用为我国临床心理工作中了解焦虑症状的常用检测工具。

【实验目的】

通过贝克抑郁问卷 - Ⅱ（Beck Depression inventory，BDI - Ⅱ）心理测验的练习，初步了解心理测验的条件，记分方法，并学会分析结果，对其心理特点有一直接认识。

【实验原理】

通过贝克抑郁问卷 – Ⅱ（Beck Depression inventory，BDI – Ⅱ）评估个体的抑郁程度。

【实验对象与材料】

1. 对象 能正确识别和理解以下题目的任何个体。

2. 设备 桌椅、纸笔，贝克抑郁问卷 – Ⅱ（Beck Depression inventory，BDI – Ⅱ）。

【实验方法】

指导语：这个问卷由许多组项目组成，请仔细看每组的项目，然后在每组内选择最适合你现在情况（最近一周，包括今天）的一项描述，并将那个数字圈出。请先读完一组内的各项叙述，然后选择。

A：

0. 我不感到忧愁。

1. 我感到忧愁。

2. 我整天都感到忧愁，且不能改变这种情绪。

3. 我非常忧伤或不愉快，以致我不能忍受。

B：

0. 对于将来我不感到悲观。

1. 我对将来感到悲观。

2. 我感到没有什么可指望的。

3. 我感到将来无望，事事都不能变好。

C：

0. 我不像一个失败者。

1. 我觉得我比一般人失败的次数多些。

2. 当我回首过去我看到的是许多失败。

3. 我感到我是一个彻底失败了的人。

D：

0. 我对事物像往常一样满意。

1. 我对事物不像往常一样满意。

2. 我不再对任何事物感到真正的满意。

3. 我对每件事都不满意或讨厌。

E：

0. 我没有总是感到内疚。

1. 在相当一部分时间内我感到内疚。

2. 在部分时间里我感到内疚。

3. 我时刻感到内疚。

F：

0. 我没有感到正在受惩罚。

1. 我感到我可能受惩罚。

2. 我预感会受惩罚。

3. 我感到我正在受惩罚。

G：

0. 我感到我并不使人失望。

1. 我对自己失望。

2. 我讨厌自己。

3. 我痛恨自己。

H：

0. 我感觉我并不比别人差。

1. 我对自己的缺点和错误常自我反省。

2. 我经常责备自己的过失。

3. 每次发生糟糕的事我都责备自己。

I：

0. 我没有任何自杀的想法。

1. 我有自杀的的念头但不会真去自杀。

2. 我很想自杀。

3. 如果有机会我就会自杀。

J：

0. 我并不比以往爱哭。

1. 我现在比以前爱哭。

2. 现在我经常哭。

3. 我以往爱哭，但现在即使我想哭也哭不出来。

K：

0. 我并不比以往容易激惹。

1. 我比以往容易激惹或容易生气。

2. 我现在经常容易发火。

3. 以往能激惹我的那些事情现在则完全不能激惹我了。

L：

0. 我对他人的兴趣没有减少。

1. 我对他人的兴趣比以往减少了。

2. 我对他人丧失了大部分兴趣。

3. 我对他人现在毫无兴趣。

M:

0. 我与以往一样能作决定。

1. 我现在作决定没有以前果断。

2. 我现在作决定比以前困难得多。

3. 我现在完全不能作决定。

N:

0. 我觉得自己看上去和以前差不多。

1. 我担心我看上去老了或没有以前好看了。

2. 我觉得我的外貌变得不好看了，而且是永久性的改变。

3. 我认为我看上去很丑了。

O:

0. 我能像以往一样工作。

1. 我要经一番特别努力才能开始做事。

2. 我做任何事都必须作很大的努力，强迫自己去做。

3. 我完全不能工作。

P:

0. 我睡眠像以往一样好。

1. 我睡眠没有以往那样好。

2. 我比往常早醒 1~2 小时，再入睡有困难。

3. 我比往常早醒几个小时，且不能再入睡。

Q:

0. 我现在并不比以往感到容易疲劳。

1. 我现在比以往容易疲劳。

2. 我做任何事都容易疲劳。

3. 我太疲劳了以致我不能做任何事情。

R:

0. 我的食欲与以前一样好。

1. 我现在食欲没有往常那样好。

2. 我的食欲现在差多了。

3. 我完全没有食欲了。

S:

0. 我最近没有明显的减轻体重。

1. 我体重下降超过 5 斤。

2. 我体重下降超过 10 斤。

3. 我体重下降超过 15 斤，我在控制饮食来减轻体重。

T：

0. 与以往比，我并不过分担心身体健康。

1. 我担心我身体的毛病，如疼痛、反胃及便秘。

2. 我很着急身体的毛病而妨碍我思考其他问题。

3. 我非常着急身体疾病，以致不能思考任何其他事情。

U：

0. 我的性欲最近没有什么变化。

1. 我的性欲比以往差些。

2. 现在我的性欲比以往减退了许多。

3. 我完全丧失了性欲。

【实验步骤】

1. 阅读测验的指导语；按要求完成各条目。

2. 检查有无漏选，错选。（电脑测验省略此项）

3. 统计结果（电脑测验此步自动完成），分析结果，了解不同个体的结果特点。

【实验说明】

1. 预习要求　查阅有关 Beck 抑郁问卷调查的适应范围。

2. 操作要点　关于抑郁调查，有很多问卷，此实验是基于 Beck 抑郁问卷调查抑郁状态。

3. 注意事项

（1）注意在室温 25℃左右、安静的室内进行。

（2）因 Beck 抑郁问卷评价的就是抑郁状态，所以在问卷调查过程中尽量让患者按过去一周的情况回答，稳定性就好得多。

【思考题】

1. 抑郁情绪可能与哪些因素有关？

2. 抑郁状态的持续可能会对人及社会造成哪些影响？

3. 你还知道其他哪些关于抑郁测试的量表？

（吉宇波）

实验二十　焦虑自评量表测验

【焦虑自评量表的简介】

焦虑自评量表（self - rating anxiety scale，SAS）由 Zung 于 1971 年编制，分为 4 级评分的自评量表，用于评出焦虑患者的主观感受。SAS 采用 4 级评分，主要评定项目为所定义的症状出现的频度，其标准为："1"表示没有或很少有；"2"是小部分时间有；"3"是相当多时间有；"4"是绝大部分或全部时间都有。SAS 适用于具有焦虑症状的成年人。同时，它与 SDS 一样，具有较广泛的适用性。

SAS 是一种分析患者主观症状的相当简便的临床工具。对 36 例神经官能症患者进行 SAS 评定，同时并用 HAMA 量表作询问检查，两表总分的 Pearson 相关法的相关系数为 0.36，Spearman 等级相关的系数为 0.341，结果表明 SAS 的效度相当高。国外研究认为，SAS 能较准确地反映有焦虑倾向的精神病患者的主观感受。近年来，SAS 已作为咨询门诊中了解焦虑症状的一种自评工具。

对中国正常人 1158 例常模研究结果，正向 15 项单分均值 1.29 ± 0.98；反向 5 个项目均分 2.08 ± 1.71，20 项总分均值 29.78 ± 0.46 可作为常模总分均值之上限。全国部分量表协作组对 129 例神经衰弱，焦虑症和抑郁性神经症者进行了检查，得出 SAS 的平均总分为 42.98 ± 9.94。其中神经衰弱为 40.52 ± 6.62 分，48 例焦虑症为 45.68 ± 11.23 分。经 F 值检验的结果无显著意义，$P > 0.05$。表明自评性焦虑症状量表 SAS，无法区别三类神经症的严重性和特殊性，必须同时应用其他自评量表。如 CESD 或 SCL - 90 及他评 HAMA 或 HAMD 量表等，这样才能有助于神经症临床分类。

【实验目的】

通过焦虑自评量表（self - rating anxiety scale，SAS）心理测验的练习，初步了解心理测验的条件，记分方法，并学会分析结果，对其心理特点有一直接认识。

【实验原理】

通过焦虑自评量表（self - rating anxiety scale，SAS）评估个体的焦虑程度。

【实验对象与材料】

1. 对象　能正确识别和理解以下题目的任何个体。

2. 设备　桌椅、纸笔，焦虑自评量表（self - rating anxiety scale，SAS）。

【实验方法】

姓名　　　　　　性别　　　　　　年龄

填表注意事项：下面有 20 条文字，请仔细阅读每一条，把意思弄明白，然后根据您最近一星期的实际感觉，在适当的方格里划勾，每一条文字后有四个方格，表示：A 没有或很少有；B 少部分时间有；C 相当多时间有；D 绝大部分或全部时间有。E 由工作人员评定。

A　　B　　C　　D　　E

1. 我觉得比平时容易紧张和着急。

2. 我无缘无故地感到害怕。

3. 我容易心里烦乱或觉得惊恐。

4. 我觉得我可能将要发疯。

5. 我觉得一切都很好，也不会发生什么不幸。

6. 我手脚发抖打颤。

7. 我因为头痛、头颈痛和背痛而苦恼。

8. 我感觉容易衰弱和疲乏。

9. 我觉得心平气和，并且容易安静坐着。

10. 我觉得心跳得很快。

11. 我因为一阵阵头晕而苦恼。

12. 我有晕倒发作，或觉得要晕倒似的。

13. 我呼气、吸气都感到很容易。

14. 我的手脚麻木和刺痛。

15. 我因为胃痛和消化不良而苦恼。

16. 我常常要小便。

17. 我的手常常是干燥温暖的。

18. 我脸红发热。

19. 我容易入睡，并且一夜睡得很好。

20. 我做噩梦。

【实验步骤】

1. 选取具有焦虑症状的成年人，征得其同意后进行测试。

2. 在自评者评定之前，要让他把整个量表的填写方法及每条问题的含义都弄明白，然后做出独立的、不受任何人影响的自我评定。（在开始评定之前，先由工作人员指着 SAS 量表告诉他：下面有 20 条文字，请仔细阅读每一条，把意思弄明白，然后根据您最近一星期的实际情况，在适当的方格里划一勾（√）。每一条文字后有 4 个方格。分别代表"没有"或"很少（发生）""小部分时间""相当多时间""绝大部分或全部时间"。如果评定者的文化程度太低了不能理解或看不懂 SAS 问题内容,可由工作人员念给他听,逐条念,让评定者独立地自己做出评定。一次评定,一般可在 10 分钟内填完。)

3. SAS 的主要统讲指标为总分。由自评者评定结束后,将 20 个项目的各个得分相加,即得粗分(raw score)经过下式换算,$y = \text{int}\ (1.25x)$;即用粗分乘以 1.25 以后取整数部分,就得到标准分(index score,Y),或者可以查表作相同的转换。必须着重指出,SAS 的 20 个项目中,第 5、9、13、17、19 条共 5 个项目的计分,必须反向计算。

总结上述训练是选取受试者,让其进行量表测试,后进行分析。

【实验指导】

1. 预习要求　查阅有关焦虑自评量表(SAS)的适用范围。

2. 操作要点　在自评者评定之前,要让他把整个量表的填写方法及每条问题的含义都弄明白,然后作出独立的、不受任何人影响的自我评定。

3. 注意事项

(1)评定的时间范围,应强调是"现在或过去一周"。

(2)在评定结束时,工作人员应仔细地检查一下自评结果,应提醒自评者不要漏评某一项目,也不要在相同一个项目里打两个勾(即不要重复评定)。

(3)SAS 应在开始治疗前由自评者评定一次,然后至少应在治疗后(或研究结束时)再让他自评一次,以便通过 SAS 总分变化来分析自评者症状的变化情况。如在治疗期间或研究期间评定,其间隔可由研究者自行安排。

【思考题】

1. 引起焦虑情绪的因素有哪些?

2. 焦虑情绪可能对人和社会产生哪些影响?

3. 如何缓解焦虑情绪?

(朱　伟)

实验二十一　　SCL-90临床症状自评量表测验

【SCL-90临床症状自评量表的简介】

此表由 Derogatis. L. R. 编制（1975），由 Parloff. M. B. 制订的评定心理治疗并经 Frank. J. D. 修改的不适量表（discomfort scale）。后来 Derogatis 以他编制的 Hopkin's 症状清单 JHSCL（1973）为基础制订 SCL-90。此表包括90个项目。曾有58项版本及35项的简本，此处介绍90个项目的 SCL-90，此表包含比较广泛的精神病症状学内容，如思维、情感、行为、人际关系、生活习惯等。

SCL-90包括9个因子如下。

1. 躯体化（Somatization）　包括1、4、12、27、40、42、48、49、52、53、56、58共12项。该因子主要反映身体不适感，包括主诉心血管、胃肠道、呼吸和其他系统的不适，和头痛、背痛、肌肉酸痛，以及焦虑的其他躯体表现。

2. 强迫症状（Obsessive - Compulsive）　包括了3、9、10、28、38、45、46、51、55、65共10项。主要指那些明知没有必要，但又无法摆脱的无意义的思想、冲动和行为，还有一些比较一般的认知障碍的行为征象也在这一因子中反映。

3. 人际关系敏感（interpersonal sensitivity）　包括6、21、34、36、37、41、61、69、73共9项。主要指某些个人不自在与自卑感，特别是与其他人相比较时更加突出。在人际交往中的自卑感，心神不安，明显不自在，以及人际交流中的自我意识，消极的期待亦是这方面症状的典型原因。

4. 抑郁（depression）　包括5、14、15、20、22、26、29、30、31、32、54、71、79共13项。苦闷的情感与心境为代表性症状，还以生活兴趣的减退，动力缺乏，活力丧失等为特征。以反映失望，悲观以及与抑郁相联系的认知和躯体方面的感受。另外，还包括有关死亡的思想和自杀观念。

5. 焦虑（anxiety）　包括2、17、23、33、39、57、72、78、80、86共10项。一般指那些烦躁，坐立不安，神经过敏，紧张以及由此产生的躯体征象，如震颤等。测定游离不定的焦虑及惊恐发作是本因子的主要内容，还包括一项解体感受的项目。

6. 敌对（hostility）　包括11、24、63、67、74、81共6项。主要从三个方面来反映敌对的表现：思想，感情及行为。其项目包括厌烦的感觉，摔物，争论直到不可控制的脾气暴发等各方面。

7. 恐怖（Photic anxiety）　包括13、25、47、50、70、75、82共7项。恐惧的对象包括出门旅行、空旷场地、人群，或公共场所和交通工具。此外，还有反映社交恐怖的一些项目。

8. 偏执（Paranoid ideation）　包括8、18、43、68、76、83共6项。本因子是围绕偏

执性思维的基本特征而制订：主要指投射性思维、敌对、猜疑、关系观念、妄想、被动体验和夸大等。

9. 精神病性（psychoticism） 包括7、16、35、62、77、84、85、87、88、90共10项。反映各式各样的急性症状和行为，有代表性地视为较隐讳，限定不严的精神病性过程的指征。此外，也可以反映精神病性行为的继发征兆和分裂性生活方式的指征。

此外还有19、44、59、60、64、66、89共7个项目未归入任何因子，分析时将这7项作为附加项目（additional items）或其他，作为第10个因子来处理，以便使各因子分之和等于总分。

在209个有关症状的志愿者的研究中信度系数为0.77~0.90。还有研究对SCL-90量表在不同控制组总体上精神病住院患者和物质滥用者住院患者及癌症患者的分量表和总指标的内部一致性系数进行报告，结果发现内部一致性非常好。其重测信度从0.75~0.84（没有时间间隔报道），内部一致性信度从0.64~0.80。每一个分量表的内部一致性系数分别为：焦虑（0.85）、抑郁（0.90）、敌对（0.84）、人际关系敏感（0.86）、强迫症（0.86）、偏执（0.80）、恐惧症（0.82）、精神病性（0.77）、躯体化（0.86）。量表之间的相关平均为0.67。其中强迫症和抑郁症的相关最高为0.81，敌对和恐惧症的相关最低为0.48。国外的这些研究结果都证明SCL-90的内部一致性总体而言还是较高的，因此该量表有很好的信度。

研究结果表明SCL-90量表相容效度比区分效度更好。SCL-90量表中，抑郁分量表和焦虑分量表有较好的相容效度和区分效度。强迫症分量表相容和区分效度较差。各种研究证明，SCL-90量表有较好的相容效度。SCL-90量表作为测量一般的精神健康和症状变化是很适合的。许多临床试验中，SCL-90量表都用做主要结果，而且在大量的研究中被用于心理健康的简明指标。因此，SCL-90-R量表已经广泛用于精神症状鉴别的工具，也可用作心理健康的一个简明指标。此外，有关跨文化的效度研究已经在不同的国家和移民中进行。在中国，虽然SCL-90量表已经被用于做一些研究，但是它的效度研究仍然没有深入全面开展。

【实验目的】

通过临床症状自评量表（SCL-90）心理测验的练习，初步了解心理测验的条件，记分方法，并学会分析结果，对其心理特点有一直接认识。

【实验原理】

临床症状自评量表（SCL-90）评估个体的临床症状。

【实验对象与材料】

1. 对象 能正确识别和理解以下题目的任何个体。

2. 设备 桌椅、纸笔，临床症状自评量表（SCL-90）。

【实验方法】

指导语：以下表格中列出了有些人可能有的病痛或问题，请仔细阅读每一条，然后根据最近一星期以内（或过去）下列问题影响你或使你感到苦恼的程度，在方格选择最合适的一格，划一个"√"。请不要漏掉问题。

1. 头痛。

2. 神经过敏，心中不踏实。

3. 头脑中有不必要的想法或字句盘旋。

4. 头晕和晕倒。

5. 对异性的兴趣减退。

6. 对旁人责备求全。

7. 感到别人能控制您的思想。

8. 责怪别人制造麻烦。

9. 忘记性大。

10. 担心自己的衣饰整齐及仪态的端正。

11. 容易烦恼和激动。

12. 胸痛。

13. 害怕空旷的场所或街道。

14. 感到自己的精力下降，活动减慢。

15. 想结束自己的生命。

16. 听到旁人听不到的声音。

17. 发抖。

18. 感到大多数人都不可信任。

19. 胃口不好。

20. 容易哭泣。

21. 同异性相处时感到害羞不自在。

22. 感到受骗、中了圈套或有人想抓住您。

23. 无缘无故地突然感到害怕。

24. 自己不能控制地发脾气。

25. 怕单独出门。

26. 经常责怪自己。

27. 腰痛。

28. 感到难以完成任务。

29. 感到孤独。

30. 感到苦闷。

31. 过分担忧。

32. 对事物不感兴趣。

33. 感到害怕。

34. 我的感情容易受到伤害。

35. 旁人能知道您的私下想法。

36. 感到别人不理解您不同情您。

37. 感到人们对您不友好，不喜欢您。

38. 做事必须做得很慢以保证做得正确。

39. 心跳得很厉害。

40. 恶心或胃部不舒服。

41. 感到比不上他人。

42. 肌肉酸痛。

43. 感到有人在监视您谈论您。

44. 难以入睡。

45. 做事必须反复检查。

46. 难以做出决定。

47. 怕乘电车、公共汽车、地铁或火车。

48. 呼吸有困难。

49. 一阵阵发冷或发热。

50. 因为感到害怕而避开某些东西、场合或活动。

51. 脑子变空了。

52. 身体发麻或刺痛。

53. 喉咙有梗塞感。

54. 感到没有前途没有希望。

55. 不能集中注意。

56. 感到身体的某一部分软弱无力。

57. 感到紧张或容易紧张。

58. 感到手或脚发重。

59. 想到死亡的事。

60. 吃得太多。

61. 当别人看着您或谈论您时感到不自在。

62. 有一些不属于您自己的想法。

63. 有想打人或伤害他人的冲动。

64. 醒得太早。

65. 必须反复洗手、点数目或触摸某些东西。

66. 睡得不稳不深。

67. 有想摔坏或破坏东西的冲动。

68. 有一些别人没有的想法或念头。

69. 感到对别人神经过敏。

70. 在商店或电影院等人多的地方感到不自在。

71. 感到任何事情都很困难。

72. 一阵阵恐惧或惊恐。

73. 感到在公共场合吃东西很不舒服。

74. 经常与人争论。

75. 单独一人时神经很紧张。

76. 别人对您的成绩没有做出恰当的评价。

77. 即使和别人在一起也感到孤单。

78. 感到坐立不安心神不定。

79. 感到自己没有什么价值。

80. 感到熟悉的东西变成陌生或不像是真的。

81. 大叫或摔东西。

82. 害怕会在公共场合昏倒。

83. 感到别人想占您的便宜。

84. 为一些有关"性"的想法而很苦恼。

85. 您认为应该因为自己的过错而受到惩罚。

86. 感到要赶快把事情做完。

87. 感到自己的身体有严重问题。

88. 从未感到和其他人很亲近。

89. 感到自己有罪。

90. 感到自己的脑子有毛病。

【实验步骤】

1. 在开始评定前，先由工作人员把总的评分方法和要求向受检者交代清楚。然后让其做出独立的、不受任何人影响的自我评定，并用铅笔填写。

SCL-90 的每一个项目均采用 5 级评分制，具体如下。

(1) 没有，自觉无该项问题。

(2) 很轻，自觉有该项症状，但对被试者并无实际影响，或者影响轻微。

(3) 中度，自觉有该项症状，对被试者有一定影响。

(4) 偏重，自觉有该项症状，对被试者有相当程度的影响。

(5) 严重，自觉该症状的频度和强度都十分严重，对被试者的影响严重。

这里的"影响"包括症状所致的痛苦和烦恼，也包括症状造成的心理社会功能损害。"轻、中、重"的具体定义，由被试者自己体会，不必做硬性规定。评定的时间，是"现在"或"最近一个星期"的实际感觉。

2. 对于文化程度低的自评者，可由工作人员逐项念给他听，并以中性的、不带任何暗示和偏向地把问题本身的意思告诉他。

3. 评定结束时，由本人或临床咨询师逐一查核，凡有漏评或者重新评定的，均应提醒自评者再考虑评定，以免影响分析的准确性。

4. 对收集得到的数据进行分析统计。

【实验指导】

1. 预习要求 查阅症状自评量表（SCL－90）的适用范围。

2. 操作要点 进行症状评定的量表很多，本实验采用的是症状自评量表（SCL－90）。

3. 注意事项

（1）评定时间 可以评定一个特定的时间，通常是评定一周以来的时间。

（2）评定方法 分为五级评分（从 0～4 级），0＝从无，1＝轻度，2＝中度，3＝相当重，4＝严重。有的也用 1～5 级，在计算实得总分时，应将所得总分减去 90。

【思考题】

1. 对哪些人进行症状自评量表（SCL－90）比较合适？

2. 当进行症状自评量表（SCL－90）发现分数值较高后如何缓解受试者的紧张情绪？

3. 症状自评量表（SCL－90）有什么作用？

（乔聚耀　朱　伟）

实验二十二　艾森克人格问卷（成年）测验

【艾森克人格问卷（成年）的简介】

艾森克人格问卷（Eysenck personality questionnaire，EPQ）由英国心理学家 H. J. Eysenck 编制的一种自陈量表，是在《艾森克人格调查表》（EH）基础上发展而成。20 世纪 40 年代末开始制订，1952 年首次发表，1975 年正式命名。有成人问卷和儿童问卷两种格式。包括四个分量表：内外倾向量表（E），情绪性量表（N），心理变态量表（P，又称精神质）和效度量表（L）。有男女常模。P、E、N 量表得分随年龄增加而下降，L 则上升。精神病人的 P、N 分数都较高，L 分数极高，有良好的信度和效度。中国的修订本仍分儿童和成人两式，但项目数量分别由原版的 97 和 107 变为 88 及 88 项。因量表题目少，使用方便，比较适用。

艾森克人格理论（Eysenck's personality theory）是英国心理学家 H. J. Eysenck 提出的以人格结构层级说和三维度人格类型说为主要内容的人格理论。他认为，人格是由行为和行为群有机组织而成的层级结构。最低层是无数个具体反应，是可直接观察的具体行为。较高层是习惯性反应，它是具体反应经重复被固定下来的行为倾向。再高一层是特质，是一组习惯性反应的有机组合，如焦虑、固执等。最高一层是类型，是由一组相关特质的有机组合而成，具有高度概括的特征，对人的行为具有广泛的影响。他通过对人格问卷资料的因素分析研究，确定了人格类型的三个基本维度。根据外倾性维度可以把人格分为外倾型和内倾型；根据情绪稳定性可以把人格分为情绪型和稳定型；根据心理变态倾向可以把人格分为精神失调型和精神整合型。

中国的艾森克测验由陈仲庚等人于 1981 年修订。艾森克人格问卷内部一致性信度分别为 0.491、0.519、0.537、0.701。性别与是否独生在与各防御机制的独立样本 T 检验中 Sig（双侧）小于 0.05。结论是该问卷具有良好的信效度。

【实验目的】

通过艾森克人格问卷（Eysenck personality questionnaire，EPQ）心理测验的练习，初步了解心理测验的条件，记分方法，并学会分析结果，对其心理特点有一直接认识。

【实验原理】

艾森克人格问卷（Eysenck personality questionnaire，EPQ）评估个体的人格特征。

【实验对象与材料】

1. 对象　能正确识别和理解以下题目的任何个体。

2. 设备 桌椅、纸笔，艾森克人格问卷。

【实验方法】

EPQ（成年）指导语： 本测验由许多与你有关的问题组成。当你阅读每一题目时，请考虑是否符合你自己的实际情况和看法。如果情况符合，请选择"是"。

请尽快填写你看完题目后的第一印象，不要在每一道题目上费太多时间思索。答案无所谓对与不对，好与不好，完全不必有任何顾虑。

1. 你是否有许多不同的业余爱好？　　　　　　　　　　　　A. 是　　B. 否
2. 你是否在做任何事情以前都要停下来仔细思考？　　　　　A. 是　　B. 否
3. 你的心境是否常有起伏？　　　　　　　　　　　　　　　A. 是　　B. 否
4. 你曾有过明知是别人的功劳而你去接受奖励的事吗？　　　A. 是　　B. 否
5. 你是否健谈？　　　　　　　　　　　　　　　　　　　　A. 是　　B. 否
6. 欠债会使你不安吗？　　　　　　　　　　　　　　　　　A. 是　　B. 否
7. 你曾无缘无故觉得"真是难受"吗？　　　　　　　　　　A. 是　　B. 否
8. 你曾贪图过分外之物吗？　　　　　　　　　　　　　　　A. 是　　B. 否
9. 你是否在晚上小心翼翼地关好门窗？　　　　　　　　　　A. 是　　B. 否
10. 你是否比较活跃？　　　　　　　　　　　　　　　　　　A. 是　　B. 否
11. 你在见到小孩或动物受折磨时是否会感到非常难过？　　　A. 是　　B. 否
12. 你常常为自己不该作而作了的事，不该说而说了的话而紧张吗？　A. 是　　B. 否
13. 你喜欢跳降落伞吗？　　　　　　　　　　　　　　　　　A. 是　　B. 否
14. 通常你能在热闹联欢会中尽情地玩吗？　　　　　　　　　A. 是　　B. 否
15. 你容易激动吗？　　　　　　　　　　　　　　　　　　　A. 是　　B. 否
16. 你曾经将自己的过错推给别人吗？　　　　　　　　　　　A. 是　　B. 否
17. 你喜欢会见陌生人吗？　　　　　　　　　　　　　　　　A. 是　　B. 否
18. 你是否相信保险制度是一种好办法？　　　　　　　　　　A. 是　　B. 否
19. 你是一个容易伤感情的人吗？　　　　　　　　　　　　　A. 是　　B. 否
20. 你所有的习惯都是好的吗？　　　　　　　　　　　　　　A. 是　　B. 否
21. 在社交场合你是否总不愿露头角？　　　　　　　　　　　A. 是　　B. 否
22. 你会服用奇异或危险作用的药物吗？　　　　　　　　　　A. 是　　B. 否
23. 你常有"厌倦"之感吗？　　　　　　　　　　　　　　　A. 是　　B. 否
24. 你曾拿过别人的东西吗（哪怕一针一线）？　　　　　　　A. 是　　B. 否
25. 你是否常爱外出？　　　　　　　　　　　　　　　　　　A. 是　　B. 否
26. 你是否从伤害你所宠爱的人而感到乐趣？　　　　　　　　A. 是　　B. 否
27. 你常为有罪恶之感所苦恼吗？　　　　　　　　　　　　　A. 是　　B. 否
28. 你在谈论中是否有时不懂装懂？　　　　　　　　　　　　A. 是　　B. 否
29. 你是否宁愿去看书而不愿去多见人？　　　　　　　　　　A. 是　　B. 否

30. 你有要伤害你的仇人吗？　　　　　　　　　　　　A. 是　　B. 否

31. 你觉得自己是一个神经过敏的人吗？　　　　　　　A. 是　　B. 否

32. 对人有所失礼时你是否经常要表示歉意？　　　　　A. 是　　B. 否

33. 你有许多朋友吗？　　　　　　　　　　　　　　　A. 是　　B. 否

34. 你是否喜爱讲些有时确能伤害人的笑话？　　　　　A. 是　　B. 否

35. 你是一个多忧多虑的人吗？　　　　　　　　　　　A. 是　　B. 否

36. 童年时你是否按照吩咐要做什么便做什么，毫无怨言？　A. 是　　B. 否

37. 你认为你是一个乐天派吗？　　　　　　　　　　　A. 是　　B. 否

38. 你很讲究礼貌和整洁吗？　　　　　　　　　　　　A. 是　　B. 否

39. 你是否总在担心会发生可怕的事情？　　　　　　　A. 是　　B. 否

40. 你曾损坏或遗失过别人的东西吗？　　　　　　　　A. 是　　B. 否

41. 交新朋友时一般是你采取主动吗？　　　　　　　　A. 是　　B. 否

42. 当别人向你诉苦时，你是否容易理解他们的苦衷？　A. 是　　B. 否

43. 你认为自己很紧张，如同"拉紧的弦"一样吗？　　A. 是　　B. 否

44. 在没有废纸篓时，你是否将废纸扔在地板上？　　　A. 是　　B. 否

45. 当你与别人在一起时，你是否言语很少？　　　　　A. 是　　B. 否

46. 你是否认为结婚制度是过时了，应该废止？　　　　A. 是　　B. 否

47. 你是否有时感到自己可怜？　　　　　　　　　　　A. 是　　B. 否

48. 你是否有时有点自夸？　　　　　　　　　　　　　A. 是　　B. 否

49. 你是否很容易将一个沉寂的集会搞得活跃起来？　　A. 是　　B. 否

50. 你是否讨厌那种小心翼翼地开车的人？　　　　　　A. 是　　B. 否

51. 你为你的健康担忧吗？　　　　　　　　　　　　　A. 是　　B. 否

52. 你曾讲过什么人的坏话吗？　　　　　　　　　　　A. 是　　B. 否

53. 你是否喜欢对朋友讲笑话和有趣的故事？　　　　　A. 是　　B. 否

54. 你小时候曾对父母粗暴无礼吗？　　　　　　　　　A. 是　　B. 否

55. 你是否喜欢与人混在一起？　　　　　　　　　　　A. 是　　B. 否

56. 你若知道自己工作有错误，这会使你感到难过吗？　A. 是　　B. 否

57. 你患失眠吗？　　　　　　　　　　　　　　　　　A. 是　　B. 否

58. 你吃饭前必定洗手吗？　　　　　　　　　　　　　A. 是　　B. 否

59. 你常无缘无故感到无精打采和倦怠吗？　　　　　　A. 是　　B. 否

60. 和别人玩游戏时，你有过欺骗行为吗？　　　　　　A. 是　　B. 否

61. 你是否喜欢从事一些动作迅速的工作？　　　　　　A. 是　　B. 否

62. 你的母亲是一位善良的人吗？　　　　　　　　　　A. 是　　B. 否

63. 你是否常常觉得人生非常无味？　　　　　　　　　A. 是　　B. 否

64. 你曾利用过某人为自己取得好处吗？　　　　　　　A. 是　　B. 否

65. 你是否常常参加许多活动，超过你的时间所允许？　A. 是　　B. 否

66. 是否有几个人总在躲避你？　　　　　　　　　　　　　Λ. 是　　B. 否

67. 你是否为你的容貌而非常烦恼？　　　　　　　　　　　A. 是　　B. 否

68. 你是否觉得人们为了未来有保障而办理储蓄和保险所花的时间太多？

　　　　　　　　　　　　　　　　　　　　　　　　　　A. 是　　B. 否

69. 你曾有过不如死了为好的愿望吗？　　　　　　　　　　A. 是　　B. 否

70. 如果有把握永远不会被别人发现，你会逃税吗？　　　　A. 是　　B. 否

71. 你能使一个集会顺利进行吗？　　　　　　　　　　　　A. 是　　B. 否

72. 你能克制自己不对人无礼吗？　　　　　　　　　　　　A. 是　　B. 否

73. 遇到一次难堪的经历后，你是否在一段很长的时间内还感到难受？

　　　　　　　　　　　　　　　　　　　　　　　　　　A. 是　　B. 否

74. 你患有"神经过敏"吗？　　　　　　　　　　　　　　A. 是　　B. 否

75. 你曾经故意说些什么来伤害别人的感情吗？　　　　　　A. 是　　B. 否

76. 你与别人的友谊是否容易破裂，虽然不是你的过错？　　A. 是　　B. 否

77. 你常感到孤单吗？　　　　　　　　　　　　　　　　　A. 是　　B. 否

78. 当人家寻你的差错，找你工作中的缺点时，你是否容易在精神上受挫伤？

　　　　　　　　　　　　　　　　　　　　　　　　　　A. 是　　B. 否

79. 你赴约会或上班曾迟到过吗？　　　　　　　　　　　　A. 是　　B. 否

80. 你喜欢忙忙碌碌地过日子吗？　　　　　　　　　　　　A. 是　　B. 否

81. 你愿意别人怕你吗？　　　　　　　　　　　　　　　　A. 是　　B. 否

82. 你是否觉得有时浑身是劲，而有时又是懒洋洋的吗？　　A. 是　　B. 否

83. 你有时把今天应做的事拖到明天去做吗？　　　　　　　A. 是　　B. 否

84. 别人认为你是生机勃勃吗？　　　　　　　　　　　　　A. 是　　B. 否

85. 别人是否对你说了许多谎话？　　　　　　　　　　　　A. 是　　B. 否

86. 你是否容易对某些事物容易冒火？　　　　　　　　　　A. 是　　B. 否

87. 当你犯了错误时，你是否常常愿意承认？　　　　　　　A. 是　　B. 否

88. 你会为动物落入圈套被捉拿而感到很难过吗？　　　　　A. 是　　B. 否

【实验步骤】

1. 在开始评定前，先由工作人员把总的评分方法和要求向被试者交代清楚。然后让其做出独立的、不受任何人影响的自我评定。

2. 对于文化程度低的自评者，可由工作人员逐项念给他听，并以中性的、不带任何暗示和偏向地把问题本身的意思告诉他。

3. 评定结束时，由本人或临床咨询师逐一查核，凡有漏评或者重新评定的，均应提醒自评者再考虑评定，以免影响分析的准确性。

4. 对收集得到的数据进行分析统计。

【实验指导】

1. 预习要求　查阅有关 EPQ（成年）适用范围。

2. 操作要点　关于人格测试的问卷很多，本实验采用修订后的 EPQ（成人）进行调查。

3. 注意事项

（1）被试者在进行测试时，应以患者平时较为冷静状态为准。

（2）在测试时，被试者应当如实填写。

EPQ（88 道题的成人版）

记分：（+）为正向记分，即答"是"加一分，答"否"不加分；（-）为反向计分，即答"是"不加分，答"否"加一分

E 量表（21 道题）　（+）：1、5、10、13、14、17、25、33、37、41、49、53、55、61、65、71、80、84。（-）：21、29、45。

P 量表（23 道题）　（+）：26、30、34、46、50、66、68、75、76、81、85。（-）：2、6、9、11、18、22、38、42、56、62、72、88。

N 量表（24 道题）　（+）：3、7、12、15、19、23、27、31、35、39、43、47、51、57、59、63、67、69、73、74、77、78、82、86。（-）：无。

L 量表（20 道题）　（+）：20、32、36、58、87。（-）：4、8、16、24、28、40、44、48、52、54、60、64、70、79、83。

结果解释：根据受测者在各量表上获得的总分（粗分），据常模换算出标准分 T 分（$T = 50 + 10 * (X - M) / SD$），便可分析受测者的个性特点。各量表 T 分在 43.3 ~ 56.7 分之间为中间型，T 分在 38.5 ~ 43.3 分或 56.7 ~ 61.5 分之间为倾向型，T 分在 38.5 分以下或 61.5 分以上为典型。

【思考题】

1. 你对艾森克的人格理论（Eysenck's personality theory）了解吗，作何解释？

2. 你还知道哪些其他关于人格的理论？

3. 列举你所知道的人格类型有哪些？

（乔聚耀　刘传新）

实验二十三　卡特尔16种人格因素测验

【卡特尔16种人格因素问卷的简介】

16种人格因素问卷是美国伊利诺州立大学人格及能力测验研究所卡特尔教授编制的用于人格检测的一种问卷，全称是 Catell 16 Personality Factor Test，简称16PF。根据一项研究，1971—1978年间被研究文献引用最多的测验中，16PF仅次于MMPI排居第二。在一项关于心理测验在临床上应用的调查中，16PF排第五。卡特尔是人格特质理论的主要代表人物，对人格理论的发展做出了很大的贡献。

16PF适用于16岁以上的青年和成人，现有5种版本：A、B本为全版本，各有187个项目；C、D本为缩减本，各有106个项目；E本适用于文化水平较低的被试者，有128个项目。我国现在通用的是美籍华人刘永和博士在卡特尔的赞助下，与伊利诺伊大学人格及能力研究所的研究员梅瑞狄斯博士合作，于1970年发表的中文修订本，其常模是由两千多名港台地区的中国学生得到的。

卡特尔根据自己的人格特质理论，运用因素分析方法编制了这一测验。卡特尔认为：人的行为之所以具有一致性和规律性就是因为每一个人都具有根源特质。为了测量4500个用来描述人类行为的词汇，从中选定171项特征名称，让大学生应用这些名称对同学进行行为评定，因素分析后最终得到16种人格特质。卡特尔认为这16种特质代表着人格组织的基本构成。卡特尔认为人格的基本结构元素是特质。特质的种类很多，有人类共同的特质，有个人独有的特质。有的特质决定于遗传，有的决定于环境；有的与动机有关，有的则与能力和气质有关。若从向度来分，可分为四种向度。

1. 表面特质与根源特质　表面特质是指一群看起来似乎聚在一起的特征或行为，即可以观察到的各种行为表现。它们之间是具有相关性的。根源特质是行为的最终根源和原因。它们是堆砌成人格的砖块。每一个根源特质控制着一簇表面特质。透过对许多表面特质的因素分析便可找到它们所属的根源特质。

2. 能力特质、气质特质与动力特质　能力特质与认知和思维有关，在16PF中主要由智慧因素（B因素）表示，决定工作的效率。行为的情绪、情感方面则表明了气质和风格的特质。动力特质与行为的意志和动机方面有关。

3. 个别特质和共同特质　卡特尔赞同阿尔波特的观点，认为人类存在着所有社会成员共同具有的特质（共同特质）和个体独有的特质，即个别特质（指表面特质）。虽有共同特质，但共同特质在各个成员身上的强度却各不相同（指根源特质）。

4. 体质特质和环境塑造特质　卡特尔认为16PF中有些特质是由遗传决定的，称为体质根源特质，而有些特质来源于经验，因此称为环境塑造特质。卡特尔认为在人格的成长和发展中遗传与环境都有影响。他十分重视遗传的重要性，曾试图决定每一根源特质的特殊遗传成分。

卡特尔在其人格的解释性理论构想的基础上编制了16种人格因素问卷，从16个方面描述个体的人格特征。这16个因素或分量表的名称和符号分别是：乐群性（A）、聪慧性（B）、稳定性（C）、恃强性（E）、兴奋性（F）、有恒性（G）、敢为性（H）、敏感性（I）、怀疑性（L）、幻想性（M）、世故性（N）、忧虑性（O）、实验性（Q1）、独立性（Q2）、自律性（Q3）、紧张性（Q4）。

该量表重测信度较高［1981年测试表明，最高的信度系数为0.92（O因素），最低的信度系数为0.48（B因素）］；分半信度不高。在效度方面，测试结果表明16种因素之间的相关较低，表明各因素之间是独立的。量表项目的因素负荷在0.73～0.96，同一因素中各题的反应有高度一致性。

【实验目的】

通过卡特尔16种人格因素问卷心理测验的练习，初步了解心理测验的条件，记分方法，并学会分析结果，对其心理特点有一直接认识。

【实验原理】

卡特尔16种人格因素问卷评估个体的人格特征。

【实验对象与材料】

1. 对象 能正确识别和理解以下题目的任何个体。

2. 设备 桌椅、纸笔，卡特尔16种人格因素问卷。

【实验方法】

每一个问题都有三个被选项，但您对每个问题只能选择一个项目。请尽量少选中性答案。每个问题都要回答。务必请您根据自己的实际情况回答。对每个问题不要过多考虑，请尽快回答。

1. 我很明了本测试的说明

（A）是的 　　　　（B）不一定 　　　　（C）不是的

2. 我对本测试的每一个问题，都能做到诚实地回答

（A）是的 　　　　（B）不一定 　　　　（C）不同意

3. 如果我有机会的话，我愿意

（A）到一个繁华的城市去旅行 　　　　（B）介于（A）（C）之间

（C）浏览清静的山区

4. 我有能力应付各种困难

（A）是的 　　　　（B）不一定 　　　　（C）不是的

5. 即使是关在铁笼里的猛兽，我见了也会感到惴惴不安

（A）是的　　　　　　　　（B）不 ·定　　　　　　（C）不是的

6. 我总是不敢大胆批评别人的言行

（A）是的　　　　　　　　（B）有时如此　　　　　（C）不是的

7. 我的思想似乎

（A）比较先进　　　　　　（B）一般　　　　　　　（C）比较保守

8. 我不擅长说笑话，讲有趣的事

（A）是的　　　　　　　　（B）介于（A）（C）之间　（C）不是的

9. 当我见到邻居或新友争吵时，我总是

（A）任其自己解决　　　　（B）介于（A）（C）之间　（C）予以劝解

10. 在群众集会时，我

（A）谈吐自如　　　　　　（B）介于（A）（C）之间　（C）保持沉默

11. 我愿意作一个

（A）建筑工程师　　　　　（B）不确定　　　　　　（C）社会科学研究者

12. 阅读时，我喜欢选读

（A）自然科学书籍　　　　（B）不确定　　　　　　（C）政治理论书籍

13. 我认为很多人都有些心里不正常，只是他们不愿承认

（A）是的　　　　　　　　（B）介于（A）（C）之间　（C）不是的

14. 我希望我的爱人擅长交际，无须具有文艺才能

（A）是的　　　　　　　　（B）不 ·定　　　　　　（C）不是的

15. 对于性情急躁，爱发脾气的人，我仍能以礼相待

（A）是的　　　　　　　　（B）介于（A）（C）之间　（C）不是的

16. 受人侍奉时我常常局促不安

（A）是的　　　　　　　　（B）介于（A）（C）之间　（C）不是的

17. 在从事体力或脑力劳动之后，我总是需要有别人更多的休息时间，才能保持工作效率

（A）是的　　　　　　　　（B）介于（A）（C）之间　（C）不是的

18. 半夜醒来，我常常为种种不安而不能入睡

（A）常常如此　　　　　　（B）有时如此　　　　　（C）极少如此

19. 事情进行的不顺利时，我常常急得涕泪交流

（A）常常如此　　　　　　（B）有时如此　　　　　（C）极少如此

20. 我以为只要双方同意可离婚，可以不受传统观念的束缚

（A）是的　　　　　　　　（B）介于（A）（C）之间　（C）不是的

21. 我对人或物的兴趣都很容易改变

（A）是的　　　　　　　　（B）介于（A）（C）之间　（C）不是的

22. 工作中，我愿意

（A）和别人合作　　　　　（B）不确定　　　　　　（C）自己单独进行

23. 我常常无缘无故的自言自语

（A）常常如此　　　　　　（B）偶尔如此　　　　　　（C）从不如此

24. 无论是工作、饮食或外出游览，我总是

（A）匆匆忙忙不能尽兴　　（B）介于（A）（C）之间　（C）从容不迫

25. 有时我怀疑别人是否对我的言行真正有兴趣

（A）是的　　　　　　　　（B）介于（A）（C）之间　（C）不是的

26. 如果我在工厂里工作，我愿做

（A）技术科的工作　　　　（B）介于（A）（C）之间　（C）宣传科的工作

27. 在阅读时我愿阅读

（A）有关太空旅行的书籍　（B）不太确定　　　　　　（C）有关家庭教育的书籍

28. 本题后面列出三个单词，哪个与其他两个单词不同类

（A）狗　　　　　　　　　（B）石头　　　　　　　　（C）牛

29. 如果我能到一个新的环境，我要

（A）把生活安排得和从前不一样　　　　　　（B）不确定

（C）和从前一样

30. 在一生中，我总觉得我能达到我所预期的目标

（A）是的　　　　　　　　（B）不一定　　　　　　　（C）不是的

31. 当我说谎时总觉得内心羞愧不敢正视对方

（A）是的　　　　　　　　（B）不一定　　　　　　　（C）不是的

32. 假使我手里拿着一颗装着子弹的手枪，我必须把子弹拿出来才能安心

（A）是的　　　　　　　　（B）介于（A）（C）之间　（C）不是的

33. 多数人认为我是一个说话风趣的人

（A）是的　　　　　　　　（B）不一定　　　　　　　（C）不是的

34. 如果人们知道我内心的成见，他们会大吃一惊

（A）是的　　　　　　　　（B）不一定　　　　　　　（C）不是的

35. 在公共场合，如果我突然成为大家注意的中心，就会感到局促不安

（A）是的　　　　　　　　（B）介于（A）（C）之间　（C）不是的

36. 我总喜欢参加规模庞大的晚会或集会

（A）是的　　　　　　　　（B）介于（A）（C）之间　（C）不是的

37. 在学科中，我喜欢

（A）音乐　　　　　　　　（B）不一定　　　　　　　（C）手工劳动

38. 我常常怀疑那些出乎我意料地对我过于友善的人的动机是否诚实

（A）是的　　　　　　　　（B）介于（A）（C）之间　（C）不是的

39. 我愿意把我的生活安排得像一个

（A）艺术家　　　　　　　（B）不确定　　　　　　　（C）会计师

40. 我认为目前所需要的是

（A）多出现一些改造世界的理想家　　　　　　　（B）不确定

（C）脚踏实地的实干家

41. 有时候我觉得我需要剧烈的体力劳动

（A）是的　　　　　　　（B）介于（A）（C）之间　　（C）不是的

42. 我愿意跟有教养的人来往而不愿意同粗鲁的人交往

（A）是的　　　　　　　（B）介于（A）（C）之间　　（C）不是的

43. 在处理一些必须凭借智慧的事务中

（A）我的亲人表现得比一般人差　　　　　　　（B）普通

（C）我的亲人表现得超人一样

44. 当领导召见我时，我

（A）觉得可以趁机提出建议　　（B）介于（A）（C）之间

（C）总怀疑自己做错事

45. 如果待遇优厚，我愿意做护理精神患者的工作

（A）是的　　　　　　　（B）介于（A）（C）之间　　（C）不是的

46. 读报时，我喜欢读

（A）当今世界的基本问题　　（B）介于（A）（C）之间　　（C）地方新闻

47. 在接受困难任务时，我总是

（A）有独立完成的信心　　（B）不确定　　　　（C）希望有别人帮助和指导

48. 在游览时，我宁愿观看一个画家的写生，也不愿听大家的辩论

（A）是的　　　　　　　（B）不一定　　　　　（C）不是的

49. 我的神经脆弱，稍有点刺激就会战栗

（A）时常如此　　　　　（B）有时如此　　　　（C）从不如此

50. 早晨起来，常常感到疲乏不堪

（A）是的　　　　　　　（B）介于（A）（C）之间　　（C）不是的

51. 如果待遇相同，我愿选做

（A）森林管理员　　　　（B）不一定　　　　　（C）中小学教员

52. 每逢过年过节或亲友结婚时，我

（A）喜欢赠送礼品　　　（B）不太确定　　　　（C）不愿相互送礼

53. 本题后列有三个数字，哪个数字与其他两个数字不同类

（A）5　　　　　　　　（B）2　　　　　　　　（C）7

54. 猫和鱼就像牛和

（A）牛奶　　　　　　　（B）木材　　　　　　　（C）盐

55. 我在小学时敬佩的老师，到现在仍然值得我敬佩

（A）是的　　　　　　　（B）不一定　　　　　（C）不是的

56. 我觉得我确实有一些别人所不及的优良品质

（A）是的　　　　　　　（B）不一定　　　　　（C）不是的

57. 根据我的能力，即使让我做一些平凡的工作，我也会安心的

(A) 是的　　　　　　　　(B) 不太确定　　　　　　(C) 不是的

58. 我喜欢看电影或参加其他娱乐活动的次数

(A) 比一般人多　　　　　(B) 和一般人相同　　　　(C) 比一般人少

59. 我喜欢从事需要精密技术的工作

(A) 是的　　　　　　　　(B) 介于 (A) (C) 之间　(C) 不是的

60. 在有威望有地位的人面前，我总是较为局促谨慎

(A) 是的　　　　　　　　(B) 介于 (A) (C) 之间　(C) 不是的

61. 对于我来说在大众面前表演，是一件难事

(A) 是的　　　　　　　　(B) 介于 (A) (C) 之间　(C) 不是的

62. 我愿意

(A) 指挥几个人工作　　　(B) 不确定　　　　　　　(C) 和同志们一起工作

63. 即使我做了一件让别人笑话的事，我也能坦然处之

(A) 是的　　　　　　　　(B) 介于 (A) (C) 之间　(C) 不是的

64. 我认为没有人会幸灾乐祸的希望我遇到困难

(A) 是的　　　　　　　　(B) 不确定　　　　　　　(C) 不是的

65. 一个人应该考虑人生的真正意义

(A) 是的　　　　　　　　(B) 不确定　　　　　　　(C) 不是的

66. 我喜欢解决别人已弄得一塌糊涂的问题

(A) 是的　　　　　　　　(B) 介于 (A) (C) 之间　(C) 不是的

67. 当我非常高兴时，总有一种"好景不长"的感受

(A) 是的　　　　　　　　(B) 介于 (A) (C) 之间　(C) 不是的

68. 在一般困难情境中，我总能保持乐观

(A) 是的　　　　　　　　(B) 不一定　　　　　　　(C) 不是的

69. 迁居是一件极不愉快的事

(A) 是的　　　　　　　　(B) 介于 (A) (C) 之间　(C) 不是的

70. 在年轻的时候，当我和父母的意见不同时

(A) 保留自己的意见　　　(B) 介于 (A) (C) 之间　(C) 接受父母的意见

71. 我希望把我的家庭

(A) 建设成适合自身活动和娱乐的地方

(B) 介于 (A) (C) 之间

(C) 成为邻里交往活动的一部分

72. 我解决问题时，多借助于

(A) 个人独立思考　　　　(B) 介于 (A) (C) 之间　(C) 和别人互相讨论

73. 在需要当机立断时，我总是

(A) 镇静地运用理智　　　(B) 介于 (A) (C) 之间　(C) 常常紧张兴奋

74. 最近在一两件事情上，我觉得我是无辜地受累

（A）是的 　　　　　　　　（B）介于（A）（C）之间　（C）不是的

75. 我善于控制我的表情

（A）是的 　　　　　　　　（B）介于（A）（C）之间　（C）不是的

76. 如果待遇相同，我愿做一个

（A）化学研究工作者 　　　（B）不确定 　　　　　　（C）旅行社经理

77. 以"惊讶"与"新奇"搭配为例，认为"惧怕"与下列哪项搭配

（A）勇敢 　　　　　　　　（B）焦虑 　　　　　　　（C）恐怖

78. 本题后面列出三个分数，哪一个数与其他两个分数不同类

（A）3/7 　　　　　　　　　（B）3/9 　　　　　　　（C）3/11

79. 不知为什么，有些人总是回避或冷淡我

（A）是的 　　　　　　　　（B）不一定 　　　　　　（C）不是的

80. 我虽然好意待人，但常常得不到好报

（A）是的 　　　　　　　　（B）不一定 　　　　　　（C）不是的

81. 我不喜欢争强好胜的人

（A）是的 　　　　　　　　（B）介于（A）（C）之间　（C）不是的

82. 和一般人相比，我的朋友的确太少

（A）是的 　　　　　　　　（B）介于（A）（C）之间　（C）不是的

83. 不在万不得已的情况下，我总是回避参加应酬性的活动

（A）是的 　　　　　　　　（B）不一定 　　　　　　（C）不是的

84. 我认为对领导逢迎得当比工作表现更重要

（A）是的 　　　　　　　　（B）介于（A）（C）之间　（C）不是的

85. 参加竞赛时，我总是着重在竞赛的活动，而不计较其成败

（A）总是如此 　　　　　　（B）一般如此 　　　　　（C）偶然如此

86. 按照我个人的意愿，我希望做的工作是

（A）有固定而可靠的工资收入

（B）介于（A）（C）之间

（C）工资高低应随我的工作表现而随时调整

87. 我愿意阅读

（A）军事与政治的实事记载 　　　　　　　　　　　（B）不一定

（C）富有情感的幻想的作品

88. 我认为有许多人之所以不敢犯罪，其主要原因是怕被惩罚

（A）是的 　　　　　　　　（B）介于（A）（C）之间　（C）不是的

89. 我的父母从来不严格要求我事事顺从

（A）是的 　　　　　　　　（B）不一定 　　　　　　（C）不是的

90. "百折不挠，再接再厉"的精神常常被人们所忽略

（A）是的　　　　　　　（B）不一定　　　　　　　（C）不是的

91. 当有人对我发火时，我总是

（A）设法使他镇静下来　　（B）不太确定　　　　　　（C）自己也会发起火来

92. 我希望人们都要友好相处

（A）是的　　　　　　　（B）不一定　　　　　　　（C）不是的

93. 不论是在极高的屋顶上，还是在极深的隧道中，我很少感到胆怯不安

（A）是的　　　　　　　（B）介于（A）（C）之间　（C）不是的

94. 只要没有过错，不管别人怎么说，我总能心安理得

（A）是的　　　　　　　（B）不一定　　　　　　　（C）不是的

95. 我认为凡是无法用理智来解决的问题，有时就不得不靠强权处理

（A）是的　　　　　　　（B）介于（A）（C）之间　（C）不是的

96. 我在年轻的时候，和异性朋友交往

（A）极多　　　　　　　（B）介于（A）（C）之间　（C）不很多

97. 我在社团活动中，是一个活跃分子

（A）是的　　　　　　　（B）介于（A）（C）之间　（C）不是的

98. 在人声嘈杂中，我仍能不受干扰，专心工作

（A）是的　　　　　　　（B）介于（A）（C）之间　（C）不是的

99. 在某些心境下，我常常因为困惑陷入空想而将工作搁置下来

（A）是的　　　　　　　（B）介于（A）（C）之间　（C）不是的

100. 我很少用难堪的语言去刺伤别人的感情

（A）是的　　　　　　　（B）不太确定　　　　　　（C）不是的

101. 如果让我选择，我宁愿选做

（A）列车员　　　　　　（B）不确定　　　　　　　（C）描图员

102. “理不胜词”的意思是

（A）理不如词　　　　　（B）理多而词少　　　　　（C）辞藻华丽而理不足

103. 以“铁锹”与“挖掘”搭配为例，我认为“刀子”与下列哪项搭配

（A）琢磨　　　　　　　（B）切割　　　　　　　　（C）铲除

104. 我在大街上，常常避开我所不愿意打招呼的人

（A）极不如此　　　　　（B）偶然如此　　　　　　（C）有时如此

105. 当我聚精会神地听音乐时，假使有人在旁边高谈阔论

（A）我仍能专心听音乐　　（B）介于（A）（C）之间·（C）不能专心而感到恼怒

106. 在课堂上，如果我的意见与老师不同，我常常

（A）保持沉默　　　　　（B）不一定　　　　　　　（C）表明自己的看法

107. 我单独跟异性谈话时，总显得不自然

（A）是的　　　　　　　（B）介于（A）（C）之间　（C）不是的

108. 我在待人接物方面，的确不太成功

（A）是的　　　　　　　　（B）不完全这样　　　　　（C）不是的

109. 每当做一件困难工作时，我总是

（A）预先做好准备　　　　（B）介于（A）（C）之间

（C）相信到时候总会有办法解决的

110. 在我结交朋友中，男女各占一半

（A）是的　　　　　　　　（B）介于（A）（C）之间　（C）不是的

111. 我在结交朋友方面

（A）结识很多的人　　　　（B）不一定　　　　　　　（C）维持几个深交的朋友

112. 我愿意做一个社会科学家，而不愿做一个机械工程师

（A）是的　　　　　　　　（B）不太确定　　　　　　（C）不是的

113. 如果我发现别人的缺点，我常常不顾一切的提出指责

（A）是的　　　　　　　　（B）介于（A）（C）之间　（B）不是的

114. 我喜欢设法影响和我一起工作的同志，是他们能协助我所计划的目的

（A）是的　　　　　　　　（B）介于（A）（C）之间　（B）不是的

115. 我喜欢做音乐，或跳舞，或新闻采访等工作

（A）是的　　　　　　　　（B）不一定　　　　　　　（C）不是的

116. 当人们表扬我的时候，我总觉得羞愧窘促

（A）是的　　　　　　　　（B）介于（A）（C）之间　（C）不是的

117. 我认为一个国家最需要解决的问题是

（A）政治问题　　　　　　（B）不太确定　　　　　　（C）道德问题

118. 有时我会无故的产生一种面临大祸的恐惧

（A）是的　　　　　　　　（B）有时如此　　　　　　（C）不是的

119. 我在童年时，害怕黑暗的次数

（A）很多　　　　　　　　（B）不太多　　　　　　　（C）几乎没有

120. 在闲暇的时候，我喜欢

（A）看一部历史性的探险小说　　　　　　　　　　　（B）不一定

（C）读一本科学性的幻想小说

121. 当人们批评我古怪不正常时，我

（A）非常气恼　　　　　　（B）有些气恼　　　　　　（C）无所谓

122. 当来到一个新城市里找地址时，我常常

（A）找人问路　　　　　　（B）介于（A）（C）之间

（C）参考地图

123. 当朋友声明她要在家休息时，我总是设法怂恿她同我一起到外面去玩

（A）是的　　　　　　　　（B）不一定　　　　　　　（C）不是的

124. 在就寝时，我常常

（A）不易入睡　　　　　　（B）介于（A）（C）之间　（C）极易入睡

125. 有人烦扰我时，我
(A) 能不露声色　　　　　　(B) 介于 (A)(C) 之间
(C) 总要说给别人听，以泄愤怒

126. 如果待遇相同，我愿做一个
(A) 律师　　　　　　　　　(B) 不确定　　　　　　　　(C) 航海员

127. "时间变成了永恒" 这是比喻
(A) 时间过得快　　　　　　(B) 忘了时间　　　　　　　(C) 光阴一去不复返

128. 本题后的哪一项应接在 " ×0000××00×××" 的后面
(A) ×0×　　　　　　　　　(B) 00×　　　　　　　　　(C) 0××

129. 我不论到什么地方，都能清楚地辨别方向
(A) 是的　　　　　　　　　(B) 介于 (A)(C) 之间　　(C) 不是的

130. 我热爱我所学的专业和所从事的工作
(A) 是的　　　　　　　　　(B) 不一定　　　　　　　　(C) 不是的

131. 如果我急于想借朋友的东西，而朋友又不在家时，我认为不告而取也没有关系
(A) 是的　　　　　　　　　(B) 介于 (A)(C) 之间　　(C) 不是的

132. 我喜欢给朋友讲述一些我个人有趣的经历
(A) 是的　　　　　　　　　(B) 介于 (A)(C) 之间　　(C) 不是的

133. 我宁愿做一个
(A) 演员　　　　　　　　　(B) 不确定　　　　　　　　(C) 建筑师

134. 业余时间，我总是做好安排，不使时间浪费
(A) 是的　　　　　　　　　(B) 介于 (A)(C) 之间　　(C) 不是的

135. 在和别人交往中，我常常会无缘无故地产生一种自卑感
(A) 是的　　　　　　　　　(B) 介于 (A)(C) 之间　　(C) 不是的

136. 和不熟识的人交谈，对我来说
(A) 毫不困难　　　　　　　(B) 介于 (A)(C) 之间　　(C) 是一件难事

137. 我所喜欢的音乐是
(A) 轻松活泼的　　　　　　(B) 介于 (A)(C) 之间　　(C) 富有感情的

138. 我爱想入非非
(A) 是的　　　　　　　　　(B) 不一定　　　　　　　　(C) 不是的

139. 我认为未来二十年的世界局势，定将好转
(A) 是的　　　　　　　　　(B) 不一定　　　　　　　　(C) 不是的

140. 在童年时，我喜欢阅读
(A) 神话幻想故事　　　　　(B) 不确定　　　　　　　　(C) 战争故事

141. 我向来对机械、汽车等发生兴趣
(A) 是的　　　　　　　　　(B) 介于 (A)(C) 之间　　(C) 不是的

142. 即使让我做一个缓刑释放的罪犯的管理人，我也会把工作搞得很好：

（A）是的　　　　　　　　（B）介于（A）（C）之间　　（C）不是的

143. 我仅仅被认为是一个能够苦干而稍有成就的人而已

（A）是的　　　　　　　　（B）介于（A）（C）之间　　（C）不是的

144. 就是在不顺利的情况下，我仍能保持精神振奋

（A）是的　　　　　　　　（B）介于（A）（C）之间　　（C）不是的

145. 我认为节制生育是解决经济与和平问题的重要条件

（A）是的　　　　　　　　（B）不太确定　　　　　　　（C）不是的

146. 在工作中，我喜欢独自筹划，不愿受别人干涉

（A）是的　　　　　　　　（B）介于（A）（C）之间　　（C）不是的

147. 尽管有的同志和我的意见不和，但仍能跟她搞好团结

（A）是的　　　　　　　　（B）介于（A）（C）之间　　（C）不是的

148. 我在工作和学习上，总是使自己不粗心大意，不忽略细节

（A）是的　　　　　　　　（B）介于（A）（C）之间　　（C）不是的

149. 在和人争辩或险遭事故后，我常常表现出震颤，筋疲力尽，不能安心工作

（A）是的　　　　　　　　（B）介于（A）（C）之间　　（C）不是的

150. 未经医生处方，我是从不乱吃药的

（A）是的　　　　　　　　（B）介于（A）（C）之间　　（C）不是的

151. 根据我个人的兴趣，我愿意参加

（A）摄影组织活动　　　　（B）不确定　　　　　　　　（C）文娱队活动

152. 以"星火"与"燎原"搭配为例，我认为"姑息"与下列哪项搭配

（A）同情　　　　　　　　（B）养奸　　　　　　　　　（C）纵容

153. "钟表"与"时间"的关系犹如"裁缝"与下列哪项的关系

（A）服装　　　　　　　　（B）剪刀　　　　　　　　　（C）布料

154. 生动的梦境，常常干扰我的睡眠

（A）经常如此　　　　　　（B）偶然如此　　　　　　　（C）从不如此

155. 我爱打抱不平

（A）是的　　　　　　　　（B）介于（A）（C）之间　　（C）不是的

156. 如果我要到一个新城市，我将要

（A）到处闲逛　　　　　　（B）不确定　　　　　　　　（C）避免去不安全的地方

157. 我爱穿朴素的衣服，不愿穿华丽的服装

（A）是的　　　　　　　　（B）不太确定　　　　　　　（C）不是的

158. 我认为安静的娱乐远远胜过热闹的宴会

（A）是的　　　　　　　　（B）不太确定　　　　　　　（C）不是的

159. 我明知自己有缺点，但不愿接受别人的批评

（A）偶然如此　　　　　　（B）极少如此　　　　　　　（C）从不如此

160. 我总是把"是、非、善、恶"作为处理问题的原则

(A) 是的　　　　　　　　(B) 介于 (A) (C) 之间　(C) 不是的

161. 当我工作时，我不喜欢有许多人在旁边参观

(A) 是的　　　　　　　　(B) 介于 (A) (C) 之间　(C) 不是的

162. 我认为，侮辱那些即使有错误但有文化教养的人，如医生、教师等也是不应该的

(A) 是的　　　　　　　　(B) 介于 (A) (C) 之间　(C) 不是的

163. 在各种课程中，我喜欢

(A) 语文　　　　　　　　(B) 不确定　　　　　　　(C) 数学

164. 那些自以为是，道貌岸然的人使我生气

(A) 是的　　　　　　　　(B) 介于 (A) (C) 之间　(C) 不是的

165. 和循规蹈矩的人交谈

(A) 很有兴趣，并有所获的

(B) 介于 (A) (C) 之间

(C) 他们的思想简单，使我太厌烦

166. 我喜欢

(A) 有几个有时对我很苛求但富有感情的朋友

(B) 介于 (A) (C) 之间

(C) 不受别人的干扰

167. 如果征求我的意见，我赞同

(A) 切实制止精神病患者和智能低下的人生育　　　(B) 不确定

(C) 杀人犯必须判处死刑

168. 有时我会无缘无故地感到沮丧、痛哭

(A) 是的　　　　　　　　(B) 介于 (A) (C) 之间　(C) 不是的

169. 当和立场相反的人争辩时，我主张

(A) 尽量找出基本概念的差异　　　　　　　　　　(B) 不一定

(C) 彼此让步

170. 我一向重感情而不重理智，因而我的观点常常动摇不定

(A) 是的　　　　　　　　(B) 不一定　　　　　　　(C) 不是的

171. 我的学习多赖于

(A) 阅读书刊　　　　　　(B) 介于 (A) (C) 之间　(C) 参加集体讨论

172. 我宁愿选择一个工资较高的工作，不在乎是否有保障，而不愿做工资低固定的
工作

(A) 是的　　　　　　　　(B) 不一定　　　　　　　(C) 不是的

173. 在参加讨论时，我总是能把握自己的立场

(A) 经常如此　　　　　　(B) 一般如此　　　　　　(C) 必要时才如此

174. 我常常被一些无所谓的小事所烦扰

(A) 是的　　　　　　　　(B) 介于 (A) (C) 之间　(C) 不是的

175. 我宁愿住在嘈杂的闹市区，而不愿住在僻静的地区

（A）是的 　　　　　　（B）不太确定 　　　　　　（C）不是的

176. 下列工作如果任我挑选的话，我愿做

（A）少先队辅导员 　　　　（B）不太确定 　　　　（C）修表工作

177. 一人（　　）事，人人受累

（A）偾 　　　　　　　　（B）愤 　　　　　　　　（C）喷

178. 望子成龙的家长往往（　　）苗助长

（A）揠 　　　　　　　　（B）堰 　　　　　　　　（C）偃

179. 气候的变化并不影响我的情绪

（A）是的 　　　　（B）介于（A）（C）之间 　　（C）不是的

180. 因为我对一切问题都有一些见解，所以大家都认为我是一个有头脑的人

（A）是的 　　　　（B）介于（A）（C）之间 　　（C）不是的

181. 我讲话的声音

（A）洪亮 　　　　（B）介于（A）（C）之间 　　（C）低沉

182. 一般人都认为我是一个活跃热情的人

（A）是的 　　　　（B）介于（A）（C）之间 　　（C）不是的

183. 我喜欢做出差机会较多的工作

（A）是的 　　　　（B）介于（A）（C）之间 　　（C）不是的

184. 我做事严格，力求把事情办得尽善尽美

（A）是的 　　　　（B）介于（A）（C）之间 　　（C）不是的

185. 在取回或归还所借的东西时，我总是仔细检查，看是否保持原样

（A）是的 　　　　（B）介于（A）（C）之间 　　（C）不是的

186. 我通常是精力充沛，忙碌多事

（A）是的 　　　　　　（B）不一定 　　　　　　（C）不是的

187. 我确信我没有遗漏或漫不经心回答上面的任何问题

（A）是的 　　　　　　（B）不确定 　　　　　　（C）不是的

【计分方法】

1. 原始分：本项测验共包括对 16 种性格因素的测评，以下是各项性格因素所包括的测试题：

A：3、26、27、51、52、76、101、126、151、176

B：28、53、54、77、78、102、103、127、128、152、153、177、178、180

C：4、5、29、30、55、79、80、104、105、129、130、154、179

E：6、7、31、32、56、57、81、106、131、155、156、180、181

F：8、33、58、82、83、107、108、132、133、157、158、182、183

G：9、34、59、84、109、134、159、160、184、185

H：10、35、36、60、61、85、86、110、111、135、136、161、186

I：11、12、37、62、87、112、137、138、162、163

L：13、38、63、64、88、89、113、114、139、164

M：14、15、39、40、65、90、91、115、116、140、141、165、166

N：16、17、41、42、66、67、92、117、142、167

O：18、19、43、44、68、69、93、94、118、119、143、144、168

Q_1：20、21、45、46、70、95、120、145、169、170

Q_2：22、47、71、72、96、97、121、122、146、171

Q_3：23、24、48、73、98、123、147、148、172、173

Q_4：25、49、50、74、75、99、100、124、125、149、150、174、175

2. 将每项因素所包括的测试题得分加起来，就是该项性格因素的原始得分。

3. 具体每题的计分方法

（1）下列题凡是选以下对应的选项加1分，否则得0分

28. B；53. B；54. B；77. C；78. B；102. C；103. B；127. C；128. B；152. B；153. C；177. A；178. A。

（2）下列每题凡是选B均加1分，选以下对应的选项加2分，否则得0分

3. A；4. A；5. C；6. C；7. A；8. C；9. C；10. A；11. C；12. C；13. A；14. C；15. C；16. C；17. A；18. A；19. C；20. A；21. A；22. C；23. C；24. C；25. A；26. C；27. C；29. C；30. A；31. C；32. C；33. A；34. C；35. C；36. C；37. A；38. A；39. C；40. C；41. C；42. A；43. A；44. C；45. C；46. A；47. A；48. C；49. A；50. A；51. C；52. A；55. A；56. A；57. C；58. A；59. A；60. C；61. C；62. C；63. C；64. C；65. A；66. C；67. C；68. C；69. A；70. A；71. A；72. A；73. A；74. A；75. C；76. A；77. C；78. C；79. C；80. C；81. C；82. C；83. C；84. C；85. C；86. C；87. C；88. A；89. C；90. C；91. A；92. C；93. C；94. C；95. C；96. C；97. C；98. A；99. A；100. A；101. A；102. A；103. A；104. A；105. A；106. C；107. A；108. A；109. A；110. A；111. A；112. A；113. A；114. A；115. A；116. A；117. A；118. A；119. A；120. C；121. C；122. C；123. C；124. A；125. C；126. A；129. A；130. A；131. A；132. A；133. A；134. C；135. A；136. C；137. A；139. C；140. A；141. C；142. A；143. A；144. C；145. A；146. A；147. A；148. A；149. A；150. A；151. C；154. C；155. A；156. A；157. C；158. C；159. C；160. A；161. C；162. C；163. A；164. A；165. C；166. C；167. A；168. A；169. A；170. C；171. A；172. C；173. A；174. A；175. C；176. A；179. A；180. A；181. A；182. A；183. A；184. A；185. A；186. A。

（3）第12、187题不计分

从乐群、聪慧、自律、独立、敏感、冒险、怀疑等16个相对独立的人格特点对人进行描绘，并可以了解应试者在环境适应、专业成就和心理健康等方面的表现。在人事管理中，16PF能够预测应试者的工作稳定性、工作效率和压力承受能力等。可广泛应用于心理咨询、人员选拔和职业指导的各个环节，为人事决策和人事诊断提供个人心理素质的参考

依据。

因素 A 乐群性：高分者外向、热情、乐群；低分者缄默、孤独、内向。

因素 B 聪慧性：高分者聪明、富有才识；低分者迟钝、学识浅薄。

因素 C 稳定性：高分者情绪稳定而成熟；低分者情绪激动不稳定。

因素 E 恃强性：高分者好强固执、支配攻击；低分者谦虚顺从。

因素 F 兴奋性：高分者轻松兴奋、逍遥放纵；低分者严肃审慎、沉默寡言。

因素 G 有恒性：高分者有恒负责、重良心；低分者权宜敷衍、原则性差。

因素 H 敢为性：高分者冒险敢为，少有顾忌，主动性强；低分者害羞、畏缩、退却。

因素 I 敏感性：高分者细心、敏感、好感情用事；低分者粗心、理智、着重实际。

因素 L 怀疑性：高分者怀疑、刚愎、固执己见；低分者真诚、合作、宽容、信赖随和。

因素 M 幻想性：高分者富于想象、狂放不羁；低分者现实、脚踏实地、合乎成规。

因素 N 世故性：高分者精明、圆滑、世故、人情练达、善于处世；低分者坦诚、直率、天真。

因素 O 忧虑性：高分者忧虑抑郁、沮丧悲观、自责、缺乏自信；低分者安详沉着、有自信心。

因素 Q_1 实验性：高分者自由开放、批评激进；低分者保守、循规蹈矩、尊重传统。

因素 Q_2 独立性：高分者自主、当机立断；低分者依赖、随群附众。

因素 Q_3 自律性：高分者知己知彼、自律谨严；低分者不能自制、不守纪律、自我矛盾、松懈、随心所欲。

因素 Q_4 紧张性：高分者紧张、有挫折感、常缺乏耐心、心神不定，时常感到疲乏；低分者心平气和、镇静自若、知足常乐。

低分（1～3）特征，高分（8～10）特征。

计分编辑

1. 先检查有无明显错误及遗漏

2. 三级记分：0、1、2。但聪慧性（因素 B）是 2 级记分

3. 原始分→标准 10 分制→剖面图

除聪慧性（B）量表的测题外，其他各分量表的测题无对错之分，每一测题各有 A、B、C 三个答案，可按 0、1、2 三等记分（B 量表的测题有正确答案，采用二级记分，答对给分 1 分，答错给 0 分）。使用计分模板得出各因素的原始分，再将原始分按常模表换算成标准分。这样即可依此分得出受测者的人格因素轮廓图，也可以此分去评价受测者的相应人格特点。或由计算机进行评分，抄录计算机评分结果。

计算公式

在 16 个人格因素的基础上，卡特尔进行了二阶因素分析，得到了 4 个二阶公共因素，并计算出从一阶因素求二阶因素的多重回归方程。这 4 个二阶公共因素即是综合相应一阶因素信息的次元人格因素，其计算公式和解释如下。

（1）适应与焦虑性 = $(38 + 2L + 3O + 4Q_4 + 2C - 2H - 2Q_3) \div 10$，式中字母分别代表相

应量表的标准分（以下同）。由公式求得的最后分数即代表"适应与焦虑性"之强弱。低分者生活适应顺利，通常感觉心满意足，但极端低分者可能缺乏毅力，事事知难而退，不肯艰苦奋斗与努力。高分者不一定有神经症，但通常易于激动、焦虑，对自己的境遇常常感到不满意；高度的焦虑不但减低工作的效率，而且也会影响身体的健康。

（2）内外向性 =（2A + 3E + 4F + 5H − 2Q₂ − 11）÷ 10，运算结果即代表内外向性。低分者内向，通常羞怯而审慎，与人相处多拘谨不自然；高分者外倾，通常善于交际，开朗，不拘小节。

（3）感情用事与安详机警性 =（77 + 2C + 2E + 2F + 2N − 4A − 6I − 2M）÷ 10，所得分数即代表安详机警性。低分者感情丰富，情绪多困扰不安，通常感觉挫折气馁，遇问题需经反复考虑才能决定，平时较为含蓄敏感，讲究生活艺术。高分者安详警觉，果断刚毅，进取精神，但常常过分现实，忽视了许多生活的情趣，遇到困难有时会不经考虑，不计后果，贸然行事。

（4）怯懦与果敢性 =（4E + 3M + 4Q₁ + 4Q₂ − 3A − 2G）÷ 10，低分者常人云亦云，优柔寡断，受人驱使而不能独立，依赖性强，因而事事迁就，以获取别人的欢心。高分者独立、果敢、锋芒毕露，有气魄。常常自动寻找可以施展所长的环境或机会。

综合人格因素分析（应用性人格因素分析）是以统计标准和社会适应性标准这双重标准为根据的。尽管从理论上讲经过因素分析处理后16个因素中各因素间是相互独立的，但由于在社会适应的现实情境中某种行为表现往往是多种人格因素共同作用的结果，因此要分析人在某一实践领域的实际表现，就必须将多种人格因素的得分结合起来进行综合分析。于是卡特尔通过对实验资料的统计，并搜集了7500名从事80多门职业及5000多名有各种生活问题的人的人格因素测验答案，详细分析各种职业部门和各种生活问题者的人格因素的特征和类型，提出了综合多种人格因素得分进行分析的"预测应用公式"。在这些公式中卡特尔根据各因素在实际的社会情境中的某种行为表现中所起的作用大小，对不同因素进行了加权处理，因而在综合分析中所依据的标准是在统计标准上加上了社会适应性标准。按照这样的双重综合标准对受测者做出评价，就不仅要考虑每个因素的得分，还要考虑各因素的作用方向和权重以及它们之间的协调情况。比较常用的公式及其解释有以下几种。

（1）心理健康者的人格因素 其推算公式为：C + F +（11 − O）+（11 − Q₄）。式中字母为各量表的标准分（以下同）。公式运算结果代表了人格层次的心理健康水平。通常在0～40分之间，均值为22分，一般不及12分者情绪很不稳定，仅占人数分布的10%。

（2）专业而有成就者的人格因素 其推算公式为：2Q₃ + 2G + 2C + E + N + Q₂ + Q₁。通常总和分数介于10～100分，平均为55分，60分约等于标准分，总和67分以上者一般应有所成就。

（3）创造力强者的人格因素 其公式为：2（11 − A）+ 2B + E + 2（11 − F）+ H + 2I + M +（11 − N）+ Q₁ + 2Q₂。由此式得到的总分可通过下表换算成相应的标准分，标准分越高，其创造力越强。

（4）在新环境中有成长能力的人格因素 其公式为：B + G + Q₃ +（11 − F）。在新环境中有成长能力的人格因素总分介于 4～40 分间，均值为 22 分。17 分以下者（约占 10%）不太适应新环境，27 分以上者有成功的希望。

【实验步骤】

测验有两种实施方式：纸笔作答和计算机施测。纸笔作答（为例）施测过程如下。

1. 依据预定的参试人数选择好适宜的测验地点，布置考场。考场环境应安静整洁、无干扰，采光照明良好。

2. 准备好测验所用的如下材料，如测验题本、专用答题纸、铅笔、橡皮，保证每位测试者有以上完整的测验材料及用品。

3. 安排考生入场，并宣布测验注意事项，指导语如下。

"请大家注意，为了不影响考试，请大家关闭电子设备，暂停使用。请大家查看一下是否都拿到了测验题本和专用答题纸（测验主持人展示题本和答题纸）各一份。首先请大家在答题纸上填写姓名等背景信息。在题本中有测验题目和答题说明供您阅读，答题时请在答题纸上相应的题号后将选择的选项标记出来，请您注意：不要在测验题本上做任何标记，测验结束后请您把测验题本和答题纸一并交还给我们。

本测验包括一些有关个人兴趣与态度的问题。每个人都有各自的看法，对问题的回答自然不同。无所谓正确或错误。下面请大家翻开测验题本第一页，看一看答题说明和例题，如果有疑问请大家随时提出，我们现在给予解答。（停顿，主持人解答疑问。）如果大家没有任何问题，请开始做题。"

4. 做答时，要求应试者注意下列问题。

每一题目只能选择一个答案。请不要费时斟酌。应当顺其自然地依您个人的反应选答。一般地说来，问题都略简短而不能包含所有有关的因素或条件。例如，有一题是有关球赛的问题，您对于参观排球赛或篮球赛的爱好可能不同，您的回答应就一般球赛而言。除非在万不得已情形下，尽量避免如"介于 A 与 C 之间"或"不确定"这样的中性答案。请不要遗漏，务必对每一个问题作答。有些问题似乎不符合于您，有些问题又似乎涉及隐私但本测验的目的，在于研究比较青年和成人的兴趣和态度，希望被试者真实作答。有些题目您可能从未思考过，或者感到不太容易回答，对于这样的题目，同样要求您做出一种倾向性的判断。

5. 检查被试者完成了所有题目后，回收题本和答题纸，测验结束。

【实验指导】

1. 预习要求 查阅不同卡特尔 16 种人格因素问卷不同适用范围。

2. 操作要点 人格是稳定的、习惯化的思维方式和行为风格，它贯穿于人的整个心理，是人的独特性的整体写照。人格对于管理者来说是很重要的，它渗透到管理者的所有行为活动中，影响管理者的活动方式、风格和绩效。本实验基于卡特尔 16 种人格因素问卷的刘永和博士于 1970 年发表的中文修订本而做的。

3. 注意事项

（1）人格测验无所谓对错。

（2）先完成四个例题。

（3）确保每一测题只选择一个答案，没有遗漏任何测题，尽量不选择中性答案。

（4）测验不限定时间，应试者做题时应以自觉性的反应回答，无须过多斟酌，一般45分钟左右可以完成。

【思考题】

1. 卡特尔16种人格因素问卷是什么？

2. 请做一份卡特尔16种人格因素问卷的人格测试报告。

3. 卡特尔16种人格因素问卷中显示生活及社会中起到哪些作用？

（刘传新　张　斌）

实验二十四 自杀风险的预测与评估

【自杀态度问卷（QSA）的简介】

一个国家或地区的自杀率高低与其居民对自杀的态度具有密切的关系，有效的自杀预防项目必须以对公众自杀态度的深入了解为基础。国内曾有学者自编了对自杀行为性质的态度调查问卷，并对医务人员对自杀的态度结构进行了分析。有关社会态度与行为之间关系学者们比较一致的看法是，态度测量越具体，与行为的关系越大。社会态度对自杀行为的影响，也并不仅仅局限于对自杀行为性质的态度上。其他方面比如对自杀者（包括自杀死亡者与自杀未遂者）的态度以及对自杀者家属的态度，都有可能在一个程度上对一个企图自杀者是否决定采取自杀行动，或一个自杀未遂者是否会再次自杀产生影响。安乐死一直是引起社会各界广泛关注的问题，从广义上来讲，安乐死实际上属于自杀的一种特殊形式，对安乐死的态度可以在一定意义上反映出人们对生命质量和生命价值的认识。因此，除了了解人们对自杀行为性质的态度外，研究和了解公众对自杀者（包括自杀死亡者与自杀未遂者）、自杀者家属的态度乃至对安乐死的态度，都会对预防自杀工作起到有益的帮助和积极的作用。人们对某一事物或某一问题通常是在两个极端之间的一个连续谱，常用的态度测量方法是在完全赞同到不赞同之间进行分级评分，以5级评分最为常用。同样，人们对自杀的态度也在完全肯定与完全否定这样两个极端之间。

QSA共29个条目，都是关于自杀态度的陈述，分为如下4个维度。

1. 对自杀行为性质的认识（F1）：共9项，即问卷的第1、7、12、17、19、22、23、26、29项。

2. 对自杀者的态度（F2）：共10项，即问卷的第2、3、8、9、13、14、18、20、24、25项。

3. 对自杀者家属的态度（F3），共5项，即问卷的第4、6、10、15、28项。

4. 对安乐死的态度（F4），共5项，即5、11、16、21、27。

对所有的问题，都要求受试者在完全赞同、赞同、中立、不赞同、完全不赞同做出一个选择。在分析时，1、3、7、8、10、11、12、14、15、18、20、22、28为反向计分，即回答"1""2""3""4"和"5"分别记5、4、3、2、1分。其余条目均为正向计分，回答"1""2""3""4"和"5"分别记1、2、3、4、5分。在此基础上，再计算每个维度的条目均分，最后分值在1~5之间。在分析结果时，可以以25和35分为两个分界值，将对自杀的态度划分为三种情况，≤25分为对自杀持肯定、认可、理解和宽容的态度，25~35分为矛盾或中立态度，≥35分认为对自杀持反对、否定、排斥和歧视态度。本问卷的总分或总均分无特殊意义，各维度可单独使用。

信度　①重测信度，对32名被试在初次测试后1个月进行了重测，4个维度的重测相

关系数分别为 $F_1 = 0.624$、$F_2 = 0.651$，$F_3 = 0.535$，$F_4 = 0.890$，P 均 < 0.05。表明问卷具有良好的重测信度，稳定性较好。②条目的一致性测定，各维度的条目与总分的相关系数以及 Cronback 系数（α）分别为，维度 1（自杀行为的性质）$0.342 - 0.695$，$\alpha = 0.709$；维度 2（自杀者）$0.369 - 0.524$，$\alpha = 0.639$；维度 3（自杀者家属）$0.379 - 0.527$，$\alpha = 0.537$；维度 4（安乐死）$0.675 - 0.822$，$\alpha = 0.835$。基本达到了问卷测量的要求，说明条目内部具有一定的同质性。

效度 ①表面效度与内容效度，本问卷条目的选编与筛选首先经过了大量的文献复习，并在研究组内反复讨论做出初选。再根据专家评审意见以及预试验的结果，对条目进行了增删和修改。删除了内容含糊，相关性差的条目，对某些可能引起歧义或误解的用词进行了修改，对某些维度的条目进行了增补。最后确证所有条目都能准确表达所要求的内容。以此保证问卷具有一定的表面效度及内容效度。②结构效度，本问卷用因子分析的方法来检验其结构效度闭。对 29 个条目进行因子分析，以特征根值 >15 提取 6 个主成分，6 个因子可解释方差总变异的 584%，基本上代表了问卷的整体结构。进行最大方差正交旋转后，根据各条目最大负荷值归因，归因条目最小负荷值 >0.3。6 个因子的解释分别为：因子 1——否定自杀行为，解释 143% 的方差；因子 2——安乐死，解释 126% 的方差；因子 3——肯定自杀行为，解释 101% 的方差；因子 4——同情、理解自杀者及其家属，解释 94% 的方差；因子 5——歧视自杀者，解释 63% 的方差；因子 6——歧视自杀者家属，解释 57% 的方差。由此可看出，因子 1、2、3、5、6 以各维度和条目的正反向问题进行归因，与问卷设计的理论构想完全一致。虽然因子 4 未能将自杀者与自杀者家属分开，但仍以正性条目进行归因，与理论构想并不矛盾。说明本问卷具有一定的结构效度。

【实验目的】

通过自杀态度问卷（QSA）心理测验的练习，初步了解心理测验的条件，记分方法，并学会分析结果，对其心理特点有一直接认识。

【实验原理】

自杀态度问卷（QSA）评估个体的自杀风险。

【实验对象与材料】

1. 对象 能正确识别和理解以下题目的任何个体。
2. 设备 桌椅、纸笔，自杀态度问卷（QSA）。

【实验方法】

指导语：本问卷旨在了解国人对自杀的态度，以期为我国的自杀预防工作提供资料与指导，在下列每个问题的后面都标有 1、2、3、4、5 五个数字供您选择，数字 1~5 分别代表您对问题从完全赞同到完全不赞同的态度，请根据您的选择勾出相应的数字。谢谢合作！

1. 自杀是一种疯狂的行为。

①完全赞同 　②赞同 　③中立 　④不赞同 　⑤完全不赞同

2. 自杀死亡者应与自然死亡者享受同样的待遇。

①完全赞同 　②赞同 　③中立 　④不赞同 　⑤完全不赞同

3. 一般情况下，我不愿意和有过自杀行为的人深交。

①完全赞同 　②赞同 　③中立 　④不赞同 　⑤完全不赞同

4. 在整个自杀事件中，最痛苦的是自杀者的家属。

①完全赞同 　②赞同 　③中立 　④不赞同 　⑤完全不赞同

5. 对于身患绝症又极度痛苦的患者，可由医务人员在法律的支持下帮助患者结束生命（主动安乐死）。

①完全赞同 　②赞同 　③中立 　④不赞同 　⑤完全不赞同

6. 在处理自杀事件过程中，应该对其家属表示同情和关心并尽可能为他们提供帮助。

①完全赞同 　②赞同 　③中立 　④不赞同 　⑤完全不赞同

7. 自杀是对人生命尊严的践踏。

①完全赞同 　②赞同 　③中立 　④不赞同 　⑤完全不赞同

8. 不应为自杀死亡者开追悼会。

①完全赞同 　②赞同 　③中立 　④不赞同 　⑤完全不赞同

9. 如果我的朋友自杀未遂，我会比以前更关心他。

①完全赞同 　②赞同 　③中立 　④不赞同 　⑤完全不赞同

10. 如果我的邻居家里有人自杀，我会逐渐疏远和他们的关系。

①完全赞同 　②赞同 　③中立 　④不赞同 　⑤完全不赞同

11. 安乐死是对人生命尊严的践踏。

①完全赞同 　②赞同 　③中立 　④不赞同 　⑤完全不赞同

12. 自杀是对家庭和社会一种不负责任的行为。

①完全赞同 　②赞同 　③中立 　④不赞同 　⑤完全不赞同

13. 人们不应该对自杀死亡者评头论足。

①完全赞同 　②赞同 　③中立 　④不赞同 　⑤完全不赞同

14. 我对那些反复自杀者很反感，因为他们常常将自杀作为一种控制别人的手段。

①完全赞同 　②赞同 　③中立 　④不赞同 　⑤完全不赞同

15. 对于自杀者，其家属在不同程度上都应负有一定的责任。

①完全赞同 　②赞同 　③中立 　④不赞同 　⑤完全不赞同

16. 假如我自己身患绝症又处于极度痛苦之中，我希望医务人员能帮助我结束自己的生命。

①完全赞同 　②赞同 　③中立 　④不赞同 　⑤完全不赞同

17. 为某种伟大的、超过人生命价值的目的而自杀的行为是值得赞许的。

①完全赞同 　②赞同 　③中立 　④不赞同 　⑤完全不赞同

18. 一般情况下，我不愿去看望自杀未遂者，即使是亲人或好朋友也不例外。

①完全赞同　　　②赞同　　　③中立　　　④不赞同　　　⑤完全不赞同

19. 自杀只是一种生命现象，无所谓道德上的好和坏。

①完全赞同　　　②赞同　　　③中立　　　④不赞同　　　⑤完全不赞同

20. 自杀未遂者不值得同情。

①完全赞同　　　②赞同　　　③中立　　　④不赞同　　　⑤完全不赞同

21. 对于身患绝症又极度痛苦的患者，可不再为其进行维持生命的治疗（被动安乐死）。

①完全赞同　　　②赞同　　　③中立　　　④不赞同　　　⑤完全不赞同

22. 自杀是对亲人、朋友的背叛。

①完全赞同　　　②赞同　　　③中立　　　④不赞同　　　⑤完全不赞同

23. 人有时为了尊严和荣誉而不得不自杀。

①完全赞同　　　②赞同　　　③中立　　　④不赞同　　　⑤完全不赞同

24. 在交友时，我不太介意对方是否有过自杀行为。

①完全赞同　　　②赞同　　　③中立　　　④不赞同　　　⑤完全不赞同

25. 对自杀未遂者应给予更多的关心与帮助。

①完全赞同　　　②赞同　　　③中立　　　④不赞同　　　⑤完全不赞同

26. 当生命已无欢乐可言时，自杀是可以理解的。

①完全赞同　　　②赞同　　　③中立　　　④不赞同　　　⑤完全不赞同

27. 假如我自己身患绝症又处于极度痛苦之中，我不愿再接受维持生命的治疗。

①完全赞同　　　②赞同　　　③中立　　　④不赞同　　　⑤完全不赞同

28. 一般情况下，我不会和家中有过自杀者的人结婚。

①完全赞同　　　②赞同　　　③中立　　　④不赞同　　　⑤完全不赞同

29. 人应该有选择自杀的权力。

①完全赞同　　　②赞同　　　③中立　　　④不赞同　　　⑤完全不赞同

对所有的问题，都要求受试者在"完全赞同、赞同、中立、不赞同、完全不赞同"做出一个选择。在分析时 1、3、7、8、10、11、12、14、15、18、20、22、28 为反向计分，即回答"1"、"2"、"3"、"4"和"5"分别记 5、4、3、2、1 分。其余条目均为正向计分，回答"1"、"2"、"3"、"4"和"5"分别记 1、2、3、4、5 分。在此基础上，再计算每个维度的条目均分，最后分值在 1~5 之间。在分析结果时，可以以 25 分和 35 分为两个分界值，将对自杀的态度划分为三种情况，≤25 分为对自杀持肯定、认可、理解和宽容的态度，25~35 分为矛盾或中立态度，≥35 分认为对自杀持反对、否定、排斥和歧视态度。本问卷的总分或总均分无特殊意义，各维度可单独使用。

【实验步骤】

1. 在开始评定前，先由工作人员把总的评分方法和要求向受检者交代清楚。然后让其做出独立的、不受任何人影响的自我评定。

2. 对于文化程度低的自评者，可由工作人员逐项念给他听，并以中性的、不带任何暗示和偏向地把问题本身的意思告诉他。

3. 评定结束时，由本人或临床咨询师逐一查核，凡有漏评或者重新评定的，均应提醒自评者再考虑评定，以免影响分析的准确性。

4. 对收集得到的数据通过上述方法进行分析统计。

【实验指导】

1. 预习要求　查阅有关自杀情况的现状。

2. 操作要点　关于自杀的各方面的调查方式及调查表很多，本实验主要调查自杀态度，了解自杀风险评估及预防。

3. 注意事项　对于某些问题，不同提问方式可能产生完全不同的回答。例如，一个对自杀未遂者持歧视态度的人，对"自杀未遂者不值得同情"和"不应给自杀未遂者以更多的同情与帮助"可能会做出意义相反的选择，对前者表示赞同对后者则表示不赞同。所以，对同一事物选择正向与反向两种问题进行提问，不但可以避免被调查者的应答性偏差，而且可以更全面地反映所要调查的内容。

【思考题】

1. 导致自杀的因素有哪些？
2. 自杀率的增高对社会有哪些影响？
3. 如何降低自杀率？

（张　斌）

实验二十五　Young 网络成瘾量表测验

【Young 网络成瘾量表的简介】

网络是人类社会发展到一定历史阶段的必然产物，极大的影响和改变我们的生活方式、生产方式、学习方式、交往方式、思维方式及我们的价值观念、文化传统。网络的交往性、全球性、匿名性、开放性、零成本性等特点使得网上的信息良莠不齐。而这些特性同时也导致一些用户无节制的使用互联网，而影响其生活、学习和工作，损害其身心健康。这种现象已引起许多社会学家和心理学家的广泛关注并做了大量研究，将之命名为"网络成瘾"（简称 IA）。网络成瘾现象是网络科技时代的负面产物，这一新的精神卫生问题给成瘾者带来毁灭性的灾难，严重影响了其工作、学习及社交等日常生活，偏离正常的生活轨道，危害身心健康。

【实验目的】

通过 Young 网络成瘾量表心理测验的练习，初步了解心理测验的条件，记分方法，并学会分析结果，对其心理特点有一直接认识。

【实验原理】

Young 网络成瘾量表评估个体的网络成瘾程度。

【实验对象与材料】

1. 对象　能正确识别和理解以下题目的任何个体。
2. 设备　桌椅、纸笔，Young 网络成瘾量表。

【实验方法】

请根据你的实际情况如实填写，在每题后面填上合适的数字：

几乎没有 1；偶尔 2；有时 3；经常 4；总是 5

1. 你觉得上网的时间比你预期的要长吗？

2. 你会因为上网忽略自己要做的事情吗？

3. 你更愿意上网而不是和亲密的朋友待在一起吗？

4. 你经常在网上结交新朋友吗？

5. 生活中朋友、家人会抱怨你上网时间太长吗？

6. 你因为上网影响了学习吗？

7. 你是否会不顾身边需要解决的一些问题而上网查 Email 或看留言？

8. 你因为上网影响到你的日常生活了吗？

9. 你是否担心网上的隐私被人知道？

10. 你会因为心情不好去上网吗？

11. 你在一次上网后会渴望下一次上网吗？

12. 如果无法上网你会觉得生活空虚无聊吗？

13. 你会因为别人打搅你上网发脾气吗？

14. 你会上网到深夜不去睡觉吗？

15. 你在离开网络后会想着网上的事情吗？

16. 你在上网时会对自己说："就再玩一会儿吗"？

17. 你会想方法减少上网时间而最终失败吗？

18. 你会对人隐瞒你的上网时间吗？

19. 你宁愿上网而不愿意和朋友们出去玩吗？

20. 你会因为不能上网变得烦躁不安，喜怒无常，而一旦能上网就不会这样吗？

【实验步骤】

1. 在开始评定前，先由工作人员把总的评分方法和要求向受检者交代清楚。然后让其做出独立的、不受任何人影响的自我评定。

2. 评定结束时，由本人或临床咨询师逐一查核，凡有漏评或者重新评定的，均应提醒自评者再考虑评定，以免影响分析的准确性。

3. 对收集得到的数据通过上述方法进行分析统计，得出结论。

【实验指导】

计分细则：将每题得分相加，即得总分。

40~60分轻度网络成瘾

60~80分中度网络成瘾

80~100分重度网络成瘾

1. 预习要求 查阅有关 Young 网络成瘾量表适用范围。

2. 操作要点 网络成瘾量表很多，本实验采用 Young 网络成瘾量表。

3. 注意事项 Young 网络成瘾量表简单实用，且只是表现一段时间内的情况，在进行测试时尽量保证真实、准确地填写答案。

【思考题】

1. 列举你所知的其他成瘾量表？

2. Young 网络成瘾量表对分析现在社会中的"手机奴"有什么作用？

3. 说说你对网络成瘾的看法及你觉得应该怎样解决？

4. 说说哪些因素可能影响网络成瘾率和网络成瘾的严重程度？

（张东军）

实验二十六　明尼苏达多项人格测验

【明尼苏达多项人格测验的简介】

明尼苏达多项人格测验（minnesota multiphasic personality inventory，简称 MMPI）是由明尼苏达大学教授哈瑟韦（S. R. Hathaway）和麦金利（J. C. Mckinley）于 40 年代制定的，是迄今应用极广、颇富权威的一种纸 - 笔式人格测验。该问卷的制定方法是分别对正常人和精神病人进行预测，以确定在哪些条目上不同人有显著不同的反应模式，因此该测验最常用于鉴别精神疾病。适用年龄：16 岁以上。形式包括卡片式、手册式、录音带形式及各种简略式（题目少于 399 个）、计算机施测方式。既可个别施测，也可团体施测。尽管它原来是根据精神病学临床实践而编制的，但是它并不仅仅应用于精神科临床和研究工作，也广泛用于其他医学各科以及人类行为的研究、司法审判、犯罪调查、教育和职业选择等领域。因此在心理咨询中心、心身医学门诊、精神病院、人才市场、职业介绍所、大中学校等部门都有广泛的运用，对人才心理素质、个人心理健康水平、心理障碍程度的评价都能有较高的使用价值。MMPI 还是心理咨询工作者和精神医学工作者必备的心理测验之一。

测试共 566 题，其中 1～399 题是与临床量表有关的题目，400～566 题与另外一些研究量表有关。题目内容包括身体各方面的情况（如神经系统、心血管系统、消化系统、生殖系统等）、精神状态、家庭、婚姻、宗教、法律、社会等的态度，只为精神病临床诊断使用，一般采用前 399 题。16 项人格因素问卷（16PF）、艾森克人格问卷（EPQ）、焦虑自评量表（SAS）等与简式量表同时施测，以 16PF、EPQ、SAS 等为效标，考察发现简式量表具有较好的信度和效度。

【实验目的】

通过明尼苏达多项人格测验（MMPI）心理测验的练习，初步了解心理测验的条件，记分方法，并学会分析结果，对其心理特点有一直接认识。

【实验原理】

明尼苏达多项人格测验（MMPI）评估个体的人格特点。

【实验对象与材料】

1. 对象　能正确识别和理解以下题目的任何个体。
2. 设备　桌椅、纸笔，明尼苏达多项人格测验（MMPI）。

【实验方法】

10 个临床量表

Hs：疑病（hypochondriasis）——对身体功能的不正常关心

D：抑郁（depression）——与忧郁、淡漠、悲观、思想与行动缓慢有关

Hy：癔症（hysteria）——依赖、天真、外露、幼稚及自我陶醉，并缺乏自知力

Pd：精神病态（psychopathic deviate）——病态人格（反社会、攻击型人格）

Mf：男性化 – 女性化（masculinity – femininity）——高分的男人表现敏感、爱美、被动、女性化；高分妇女看作男性化、粗鲁、好攻击、自信、缺乏情感、不敏感。极端高分考虑同性恋倾向和同性恋行为

Pa：妄想狂（paranoia）——偏执、不可动摇的妄想、猜疑

Pt：精神衰弱（psychasthenia）——紧张、焦虑、强迫思维

Sc：精神分裂（schizophrenia）——思维混乱、情感淡漠、行为怪异

Ma：轻躁狂（hypomania）——联想过多过快、观念飘忽、夸大而情绪激昂、情感多变

Si：社会内向（social introversion）——高分者内向、胆小、退缩、不善交际、屈服、紧张、固执及自责；低分者外向、爱交际、富于表现、好攻击、冲动、任性、做作、在社会关系中不真诚

4 个效度量表

Q：疑问量表（question）

没有回答的题数和对"是"和"否"都做反应的题数。如果在前面 399 题中原始分超过 22 分，566 题原始分超过 30 分，则说明被测试者对问卷的回答不可信。高得分者表示逃避现实。

L：说谎量表（lie）

是追求尽善尽美的回答。L 量表原始分超过 10 分，结果不可信。

F：诈病量表（validity）

高分表示受测者不认真、理解错误，表现一组无关的症状，或在伪装疾病。F 量表是精神病程度的良好指标，其得分越高暗示着精神病程度越重。

K：校正量表（correction）

一是判断被试者对测验的态度是否隐瞒或防卫；二是修正临床量表的得分。

【实验步骤】

1. 在进行测验前，主试者必须熟悉测验的全部材料（包括调查表的内容、简介及指导语），了解被试者的情况（如被试者的理解力、识字能力及身体状况）。进行测验的房间在亮度与温度方面要适当，并且尽可能地安静。

2. 在开始测验时，首先要把问卷封面的指导语读给被试者听，并说明做完全部测验大约多少时间。测验开始后，主试人要看一下每个被试者是否在答案纸上把姓名、性别、住

址等项填写好，所答题目号数与答卷上的题号是否符合等等。

3. 测验形式主要为手册式，通常都是分题目手册和回答纸，让被试人根据题目手册按自己的情况在答案纸上逐条回答。如果被试者比较慌乱，不能按指导语要求去做，可以由固定一个人将题目读给被试者听，并由主试者记录反应，这样结果会更有效。而更易为大多数人接受的是人机对话形式的计算机施测方式。MMPI－2 也实现了计算机施测方式。

4. 对收集得到的数据通过上述方法进行分析统计，得出结论。

【实验指导】

1. 预习要求　查阅有关 MMPI 明尼苏达多项人格测验适用范围及背景。

2. 操作要点　测试人格的量表很多，本实验采用 MMPI 明尼苏达多项人格测验进行测试。

3. 注意事项

（1）争取被试者的合作。让被试者知道这个测验的重要性以及对他的好处，并详细记录测验时被试者的表现。

（2）向被试者说明个性各不相同，无所谓好坏。

（3）以实际情况为准。

（4）如果被试者焦虑或情绪不稳定，也可分几次完成。也可用录音或请人读题。

（5）临床量表最好用英文缩写字母，或者数字符号，而不要直接使用中文全译名称。

【思考题】

1. 叙述 MMPI 明尼苏达多项人格测验的优缺点。

2. 进行 MMPI 明尼苏达多项人格测验时应注意哪些问题？

（张东军）

实验二十七　成人韦氏智力测验

【成人韦氏智力测验的简介】

韦氏智力量表（wechsler intelligence scale）由美国心理学家韦克斯勒所编制，是继比内－西蒙智力量表之后为国际通用的另一套智力量表。

韦氏智力量表中文修订版（WAIS－RC）包括 11 个分测验，分成言语量表和操作量表两部分：①言语部分，知识、领悟、算术、相似性、数字广度、词汇共 6 个分测验；②操作部分，数字符号、图画填充、木块图、图片排列、图形拼凑共 5 个分测验。

韦氏测验的特点如下。10～12 个分测验：使用多个分测验，不仅可以得到总智商（FIQ），还可以分析个体在智力上的强项和弱点；言语量表和操作量表各由 5～6 个分测验组成，不仅可以得到言语智商（VIQ）和操作智商（PIQ），还可以单独评价言语或操作的各项智力成分，体现了左右脑功能的整合，而且可以显示个体的职业能力倾向。共同的 IQ 计分系统：对所有测验和所有年龄组，IQ 平均分为 100，标准差为 15。而且每个分测验的平均分为 10，标准差接近 3 分。这样就可以比较被试者的各项分测验分数，了解其相对强弱。不同年龄组有相同的分测验：例如，WAIS－R，WISC－R，WPPSI－R 有相同的 8 个核心分测验。这不仅方便施测者，而且有助于测验之间的相互比较。

【实验目的】

通过韦氏智力量表（wechsler intelligence scale）心理测验的练习，初步了解心理测验的条件，记分方法，并学会分析结果，对其心理特点有一直接认识。

【实验原理】

韦氏智力量表（Wechsler Intelligence Scale）评估个体的智力。

【实验对象与材料】

1. **对象**　16 岁以上的被试者，分农村和城市用两式。凡较长期生活、学习或工作在县属集镇以上的人口，称之为城镇人口，采用城市式；长期生活、学习或工作于农村的称农村人口，采用农村式。

2. **本测验的全套材料包括**
（1）手册一本
（2）记录表格一份（分城市和农村式两种）
（3）词汇卡一张（分城市和农村式两种）
（4）填图测验图卡和木块图测验图案，共一本（分城市和农村式两种）

（5）图片排列测验图卡一本（分城市和农利式两种）

（6）红白两色立方体一盒（9 块）

（7）图形拼凑碎片四盒

（8）图形拼凑碎片摆放位置卡一张（同时做摆放碎片时遮住被试者视线的屏风用）

（9）数字符号记分键一张

【实验方法】

以龚耀先教授 1981 年修订的中文版本（WAIS – RC）进行测试。按照智商的高低，智力水平可分为如下若干等级，可作为临床诊断的依据。

智力等级分布

智力等级	IQ 的范围	人群中的理论分布比率（%）
极超常	≥130	22
超常	120～129	67
高于平常	110～119	161
平常	90～109	500
低于平常	80～89	161
边界	70～79	67
智力缺陷	≤69	22

智力缺陷的分等和百分位数

智力缺陷等级	IQ 的分为	占智力缺陷的百分率（%）
轻度	50～69	85
中度	35～49	10
重度	20～34	3
极重度	0～19	2

【实验步骤】

首先填写好被试者的一般情况、测验时间、地点和主测者，然后按测验的标准程序进行测验。

在进行成人测验时，一般按先言语测验后操作测验的顺序进行，但在特殊情况下可适当改变，如遇言语障碍或情绪紧张、怕失面子的被试者，不妨先做一两个操作测验，或从比较容易做好的项目开始。测验通常都是一次做完，对于容易疲劳或动作缓慢的被试者也可分次完成。下面是各分测验的具体实施方法。

（1）知识 包括 29 个一般性知识的题目，要求被试者用几句话或几个数字回答，问题按由易到难排列。一般从第 5 题开始施测，如果 5 和 6 项均失败便回头做 1～4 项；被试者连续 5 题失败则不再继续下去。

（2）领悟　包括 14 个按难易程度排列的问题，要求被试者回答在某一情景下最佳的生活方式和对日常成语的解释，或对某一事件说明为什么。一般从第三题开始，如果 3、4、5 项中任何一项失败，便回头做 1、2 项，连续 4 题失败则不再继续下去。

（3）算术　包括 14 个算术题，依难度排列。被试者只能用心算来解答，不得使用纸和笔。一般从第 3 题开始，如果 3 和 4 题均得 0 分，便进行 1 和 2 题，连续 4 道题失败则停止该测验。

（4）相似性　包括 13 对名词，每对词表示的事物都有共同性，要求被试者概括出两者在什么地方相似。题目按难度排列，被试者均从第一项开始，连续 4 题失败时停止该项测验。

（5）数字广度　包括顺背和倒背两个部分，顺背最多由 12 位数字组成，倒背最多由 10 位数字组成，每一部分由易到难排列。任何一项 1 试背得正确，便继续进行下一项，如果有错误便进行同项的 2 试，两试均失败停止该部分测验。两部分念出数目的速度均按每一秒钟一个数字，也不得将长数目分组念出，因为分组容易记忆。

（6）词汇　包括 40 个词汇，按难度排列，要求被试者解释词意。言语能力较差的被试者从第 1 题开始做，一般被试者从第 4 题开始，如果 4～8 项内有一个得 0 分，便回头测 1～3 词。被试者若连续 5 个词解释不出则不再继续进行。

（7）数字符号　1～9 诸数各有一规定符号，要求被试者按照这种对应方式，迅速在每个数字下空格内以从左到右的顺序填上相应的符号，不得跳格。被试者从练习项目开始，正式测验限时 90 秒。

（8）图画填充　由 21 张卡片组成，每张卡片上的图画有一处缺笔，要求被试者在 20 秒内能指出这个部位及名称，其中第 1、2 项失败应指出缺失的部位及名称，从第三项开始不再给予这样的帮助。

（9）木块图　主试者呈现 10 张几何图案卡片，令被试者用 4 个或 9 个红白两色的立方体积木照样摆出来，在连续三项失败后停止此分测验，其中图案 1 或图案 2 两次试验均失败才算失败。连续 3 个 0 分停止该测验。

（10）图片排列　测验材料为 8 组随机排列的图片，每组图片的内容有内在联系，要求被试者在规定的时间内排列成一个有意义的故事，其中第一项告之是"鸟巢"的故事，从第二项开始便不告之是何故事。如果第一、二项演示后仍失败，便停止此分测验，否则应完成全部测验。

（11）图形拼凑　共有 4 套切割成若干块的图形板，主试者将零乱的拼板呈现给被试者，要求他们拼出一个完整的图形。

（12）对收集得到的数据进行分析统计，得出结论。

【实验指导】

1. 预习要求　查阅有关成人韦氏智力测验量表适用范围。

2. 操作要点　关于智力测验量表较多，而且版本不一，本实验采用龚耀先教授 1981 年修订的中文版本（WAIS – RC）进行测试。

3. 注意事项

（1）标准程序施测　一定要按照量表标准程度施测，所有人员一定要阅读手册。

（2）掌握测量技术　主试必须受过训练，掌握本量表测验技术，即提问技术、鼓励回答技术、书写回答格式、记分方法、记分标准、原始分换算标准分方法、计算智商方法、测量结果解释。

（3）测验材料齐备　测验材料有组织，使用得心应手。

（4）测验时间恰当　测验时间要选择恰当。

（5）取得被试者合作　主试者应努力取得被试者合作，尽量使之保持对测验的兴趣。可用"好""这不花你许多时间吧""这里还有另一些不同方式的测试""我想你一定会感兴趣"等鼓励言语，但不能说"对""不错"。

（6）严格测量时限　有些项目无时限，但不能任意延长。一般 10 秒或 15 秒钟可以考虑好回答。（有时限的时间反而长）

（7）按指导语执行　每个测验均有指导语，应按原话宣读指导语，不得改变原意。

（8）原话记录分数　按被试回答原话记录，并将其分数记录在该项目后面。

【思考题】

1. 请列举你所知的其他智力测验量表。

2. 成人韦氏智力测验量表的优缺点有哪些？

3. 成人韦氏智力测验量表在疾病治疗过程中有哪些作用？

（张东军　段熙明）

实验二十八　瑞文标准推理测验

【瑞文标准推理测验的简介】

瑞文标准推理测验（Raven's standard progressive matrices，SPM）由英国心理学家瑞文（J. C. Raven）于 1938 年创制，在世界各国沿用至今，用以测验一个人的观察力及清晰思维的能力。它是一种纯粹的非文字智力测验，所以广泛应用于无国界的智力或推理能力测试，属于渐近性矩阵图，整个测验一共由 60 张图组成，由 5 个单元的渐进矩阵构图组成，每个单元在智慧活动的要求上各不相同，总的来说，矩阵的结构越来越复杂，从一个层次到多个层次的演变，要求的思维操作也是从直接观察到间接抽象推理的渐进过程。

瑞文测验曾在 1947 年和 1956 年分别修订，目前发展成三种形式，除了上述的标准型以外，1947 型还为适应测量幼儿及智力低下者而设计的彩色型（Raven' color progressive matrices，CPM）和用于智力超常者的高级型（Raven' advanced progressive matrices，APM），目前 CPM 和 APM 在国内也已发行。为了实际测试的需要，李丹等人将瑞文测验的标准型与彩色型联合使用，称为瑞文测验联合型，这样可使整个测量的上下限延伸，适用范围可扩大到 5 ~ 75 岁。

由于瑞文测验具有一般文字智力测验所没有的特殊功能，可以在言语交流不便的情况下使用，适用于各种跨文化的比较研究，5 ~ 75 岁的幼儿、儿童、成人、老人皆可借此量表粗分智力等级。瑞文标准推理测验测量的是智力的 G 因素，尤其是与人的问题解决、清晰知觉、思维，发现和利用自己所需信息以及有效地适应社会生活的能力有关。一般认为该测验测量的是卡特尔提出的"液体智力"，即智力结构中最一般的因素，一种先天的能力。瑞文标准推理测验按逐步增加难度的顺序分成 A、B、C、D、E 五组，每组都有一定的主题，题目的类型略有不同。从直观上看，A 组主要测知觉辨别力、图形比较、图形想象力等；B 组主要测类同比较、图形组合等；C 组主要测比较推理和图形组合；D 组主要测系列关系、图形套合、比拟等；E 组主要测互换、交错等抽象推理能力。可见，各组要求的思维操作水平也是不同的。测验通过评价被试者这些思维活动来研究他的智力活动能力。每一组中包含有 12 道题目，也按逐渐增加难度的方式排列。每个题目由一幅缺少一小部分的大图案和作为选项的 6 ~ 8 张小图片组成。测验中要求被试者根据大图案内图形间的某种关系——这正是需要被试者去思考，去发现的，看小图片中的哪一张填入（在头脑中想象）大图案中缺少的部分最合适，主要用于智力的了解和筛选。通过五个方面得分的结构，一定程度上有助于了解被试者智力结构。

【实验目的】

通过瑞文标准推理测验（SPM）心理测验的练习，初步了解心理测验的条件，记分方法，并学会分析结果，对其心理特点有一直接认识。

【实验原理】

瑞文标准推理测验（SPM）评估个体的智力。

【实验对象与材料】

1. 对象　随机人群或个人。

2. 材料　瑞文标准推理测验（修订版），答题卷，笔，实验记录纸。

【实验方法】

指导语： 以下每个题目都有一定的主题，但是每张大的主题图中都缺少一部分，主题图以下有 6～8 张小图片，若填补在主题图的缺失部分，可以使整个图案合理与完整，请从每题下面所给出的小图片中找出适合大图案的一张，把它的号码填写在答卷卡上与图案号码相对应的一格内 。

瑞文标准推理测验答卷卡

	1	2	3	4	5	6	7	8	9	10	11	12
A												
B												
C												
D												

A 组：

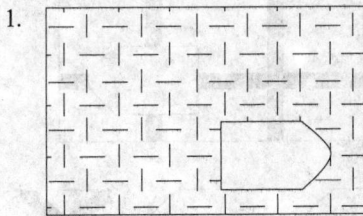

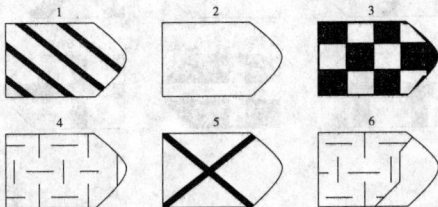

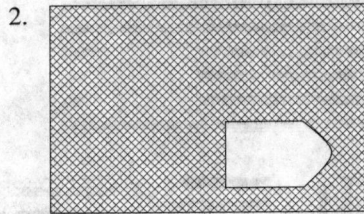

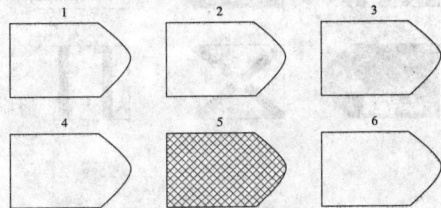

3.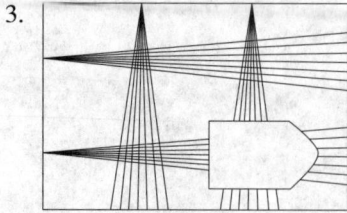

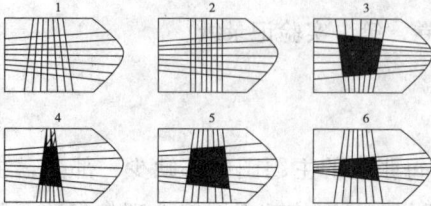

4.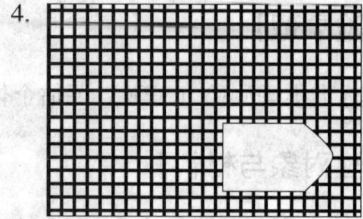

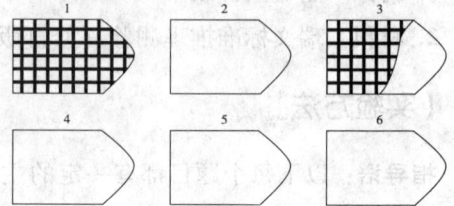

5.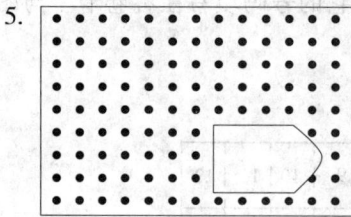

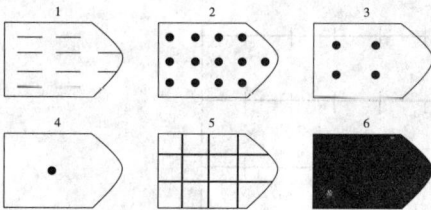

6.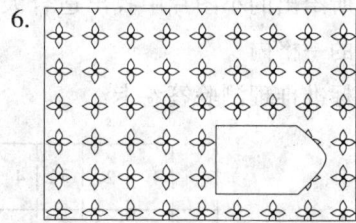

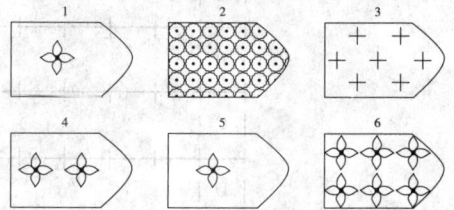

7.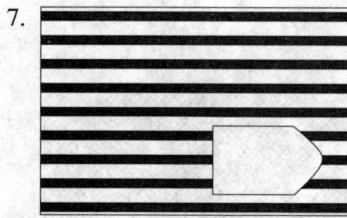

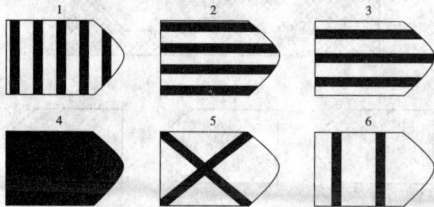

8.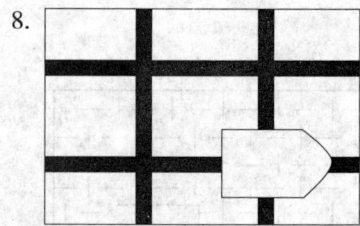

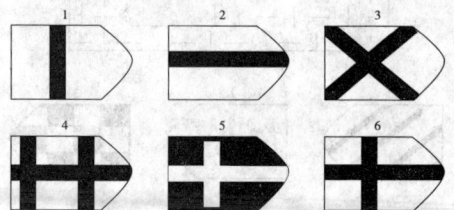

9.

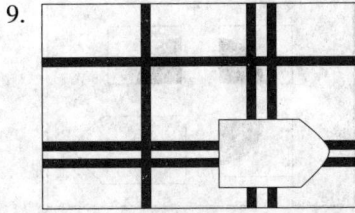

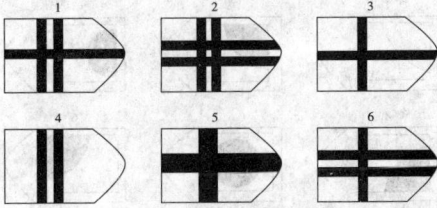

10.

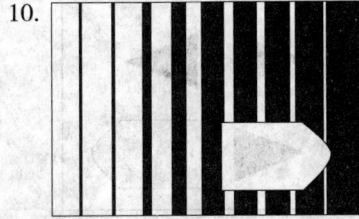

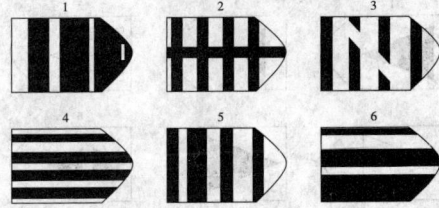

11.

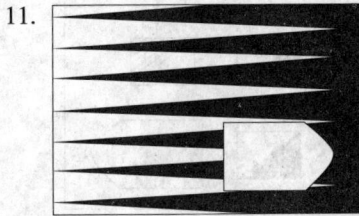

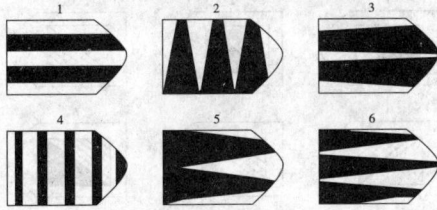

12.

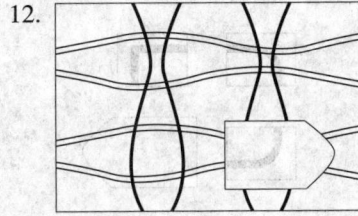

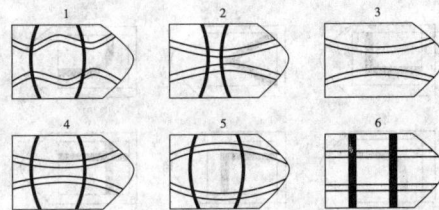

B 组：

1.

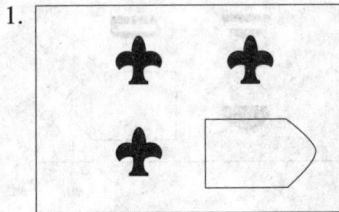

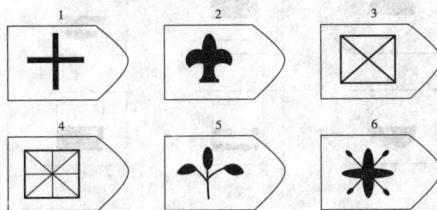

2.

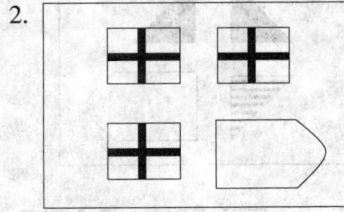

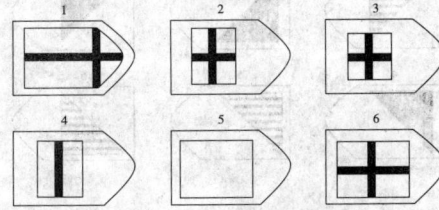

3.
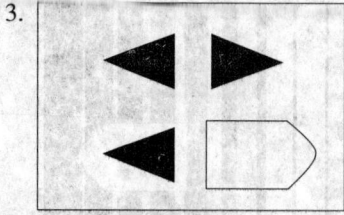

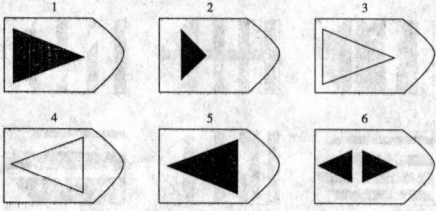

4.
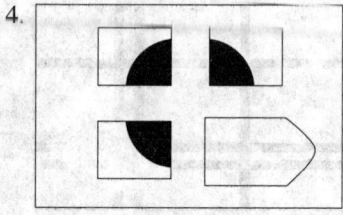

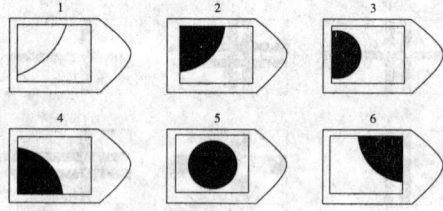

5.
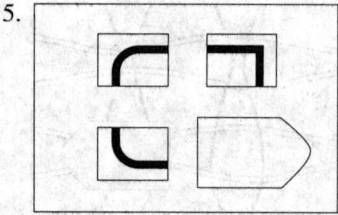

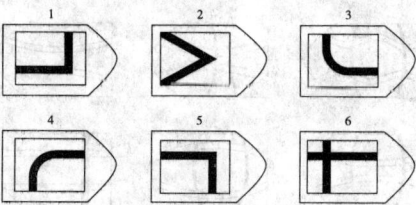

6.
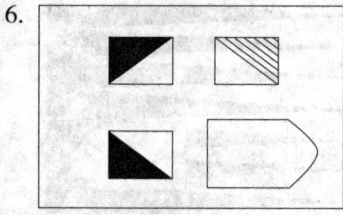

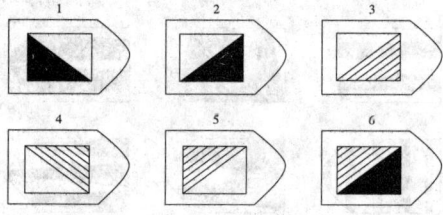

7.
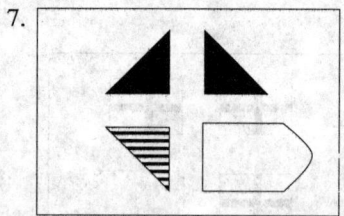

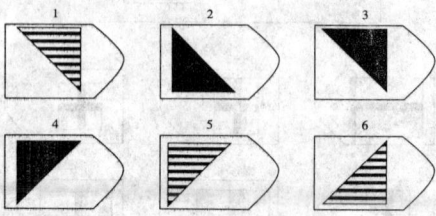

8.
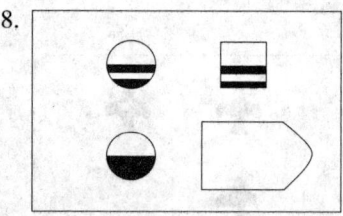

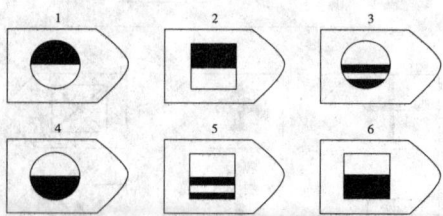

9.

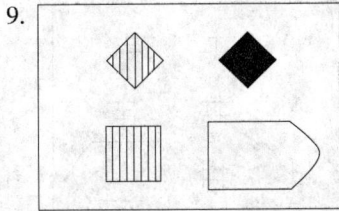

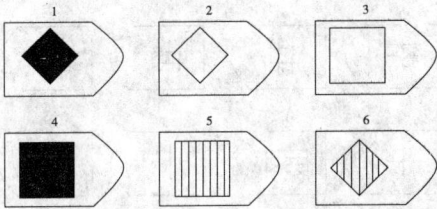

10.

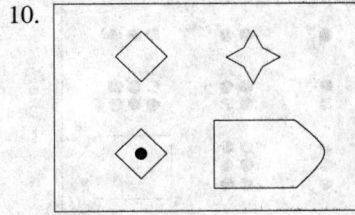

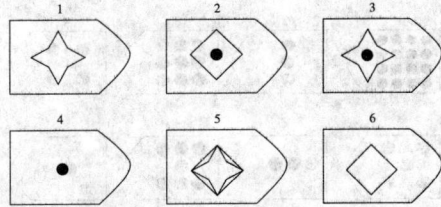

11.

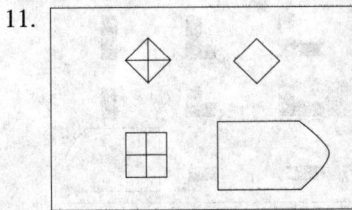

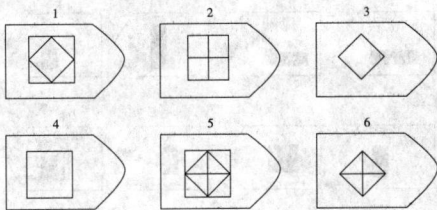

12.

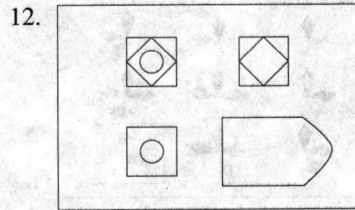

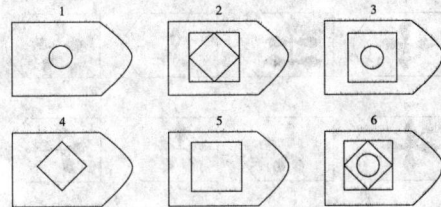

C 组：

1.

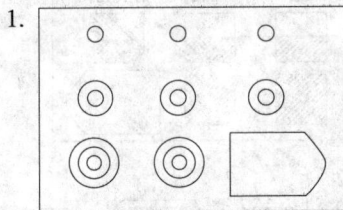

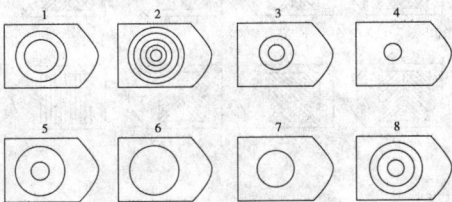

2.

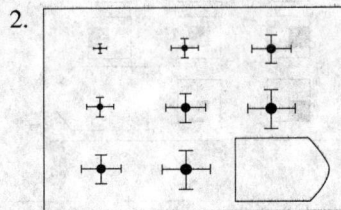

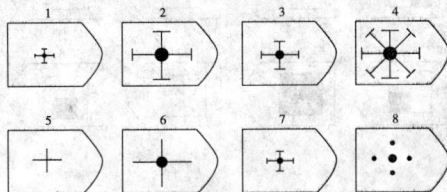

3.
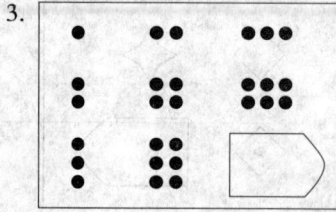

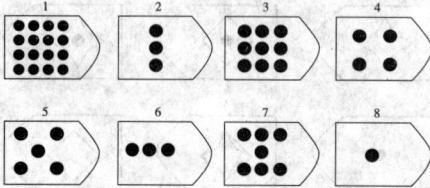

4.
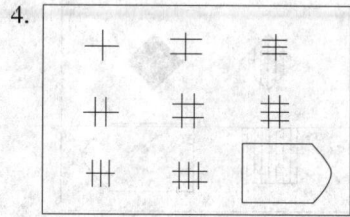

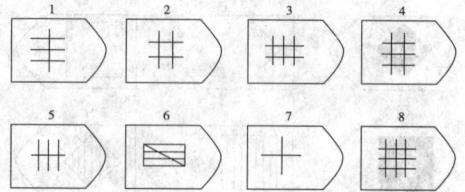

5.
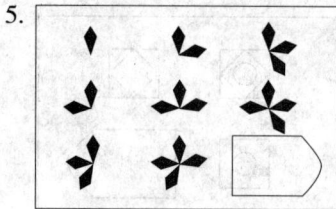

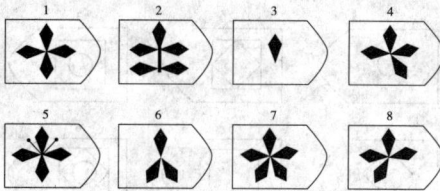

6.
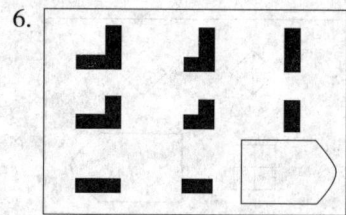

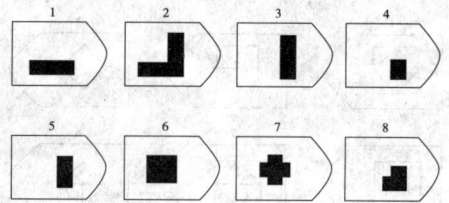

7.
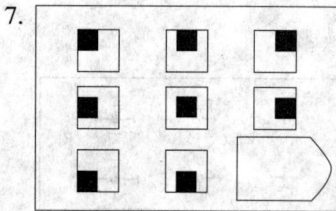

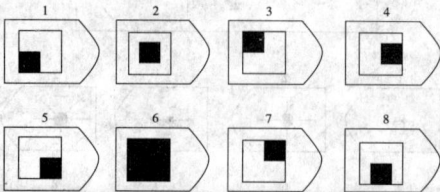

8.
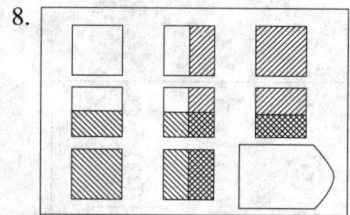

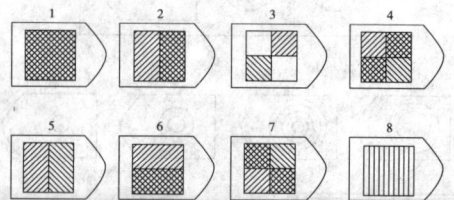

9.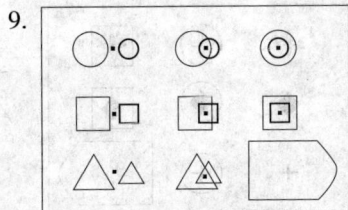

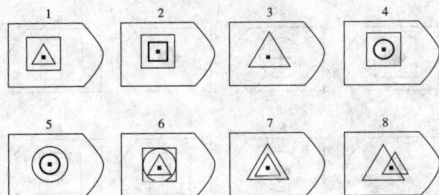

10.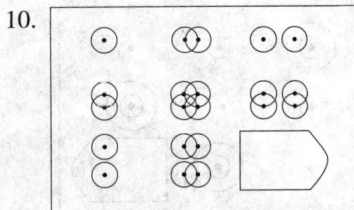

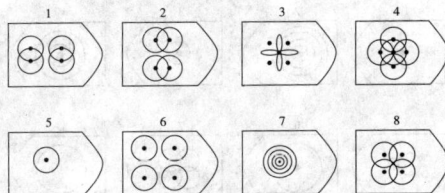

11.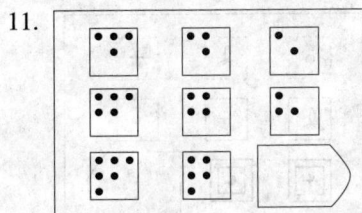

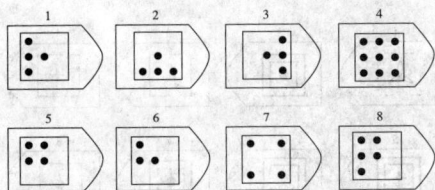

12.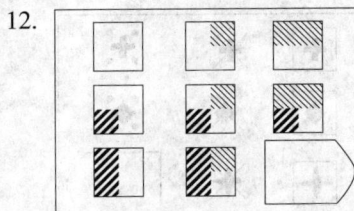

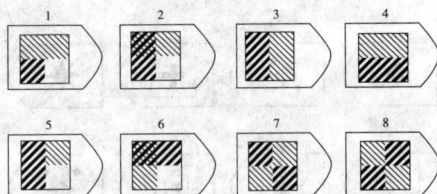

D 组：

1.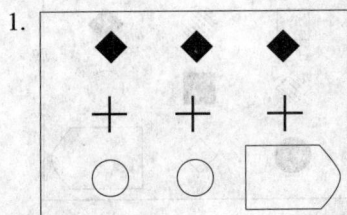

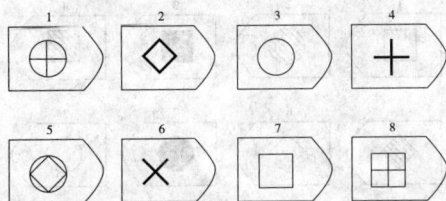

2.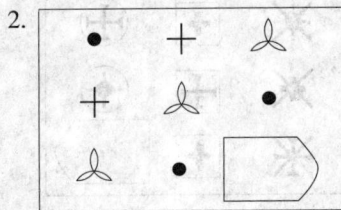

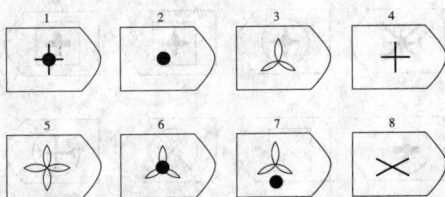

3.

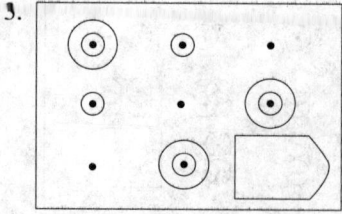

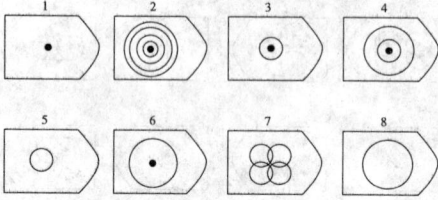

4.

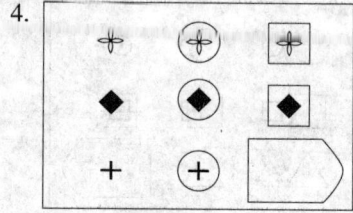

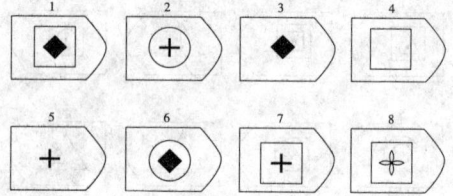

5.

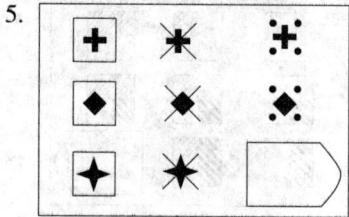

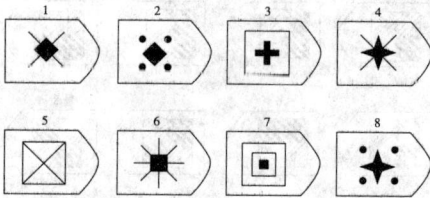

6.

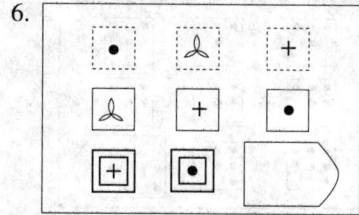

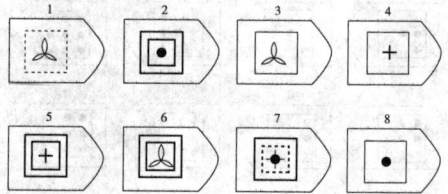

7.

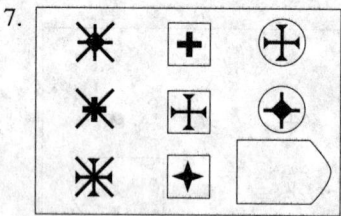

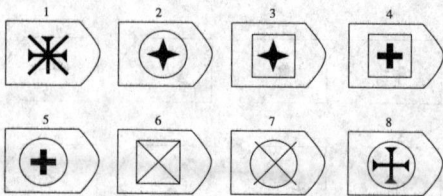

8.

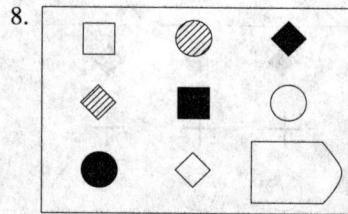

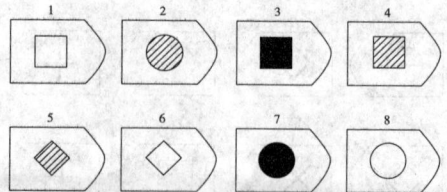

9.

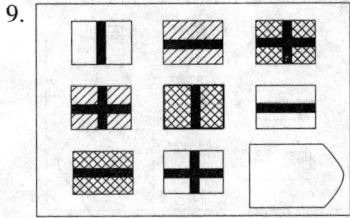

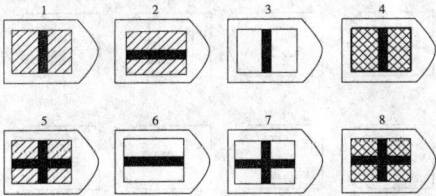

10.

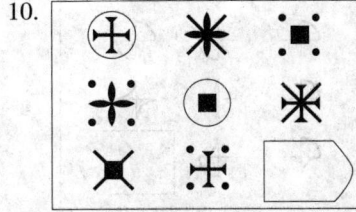

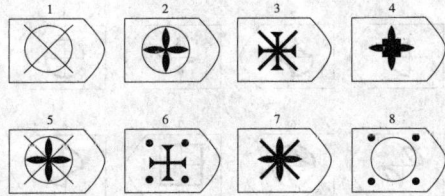

11.

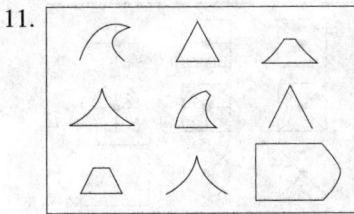

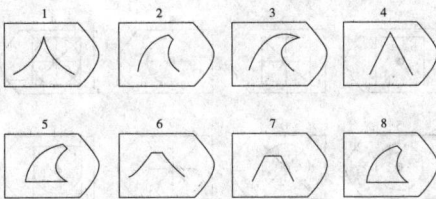

12.

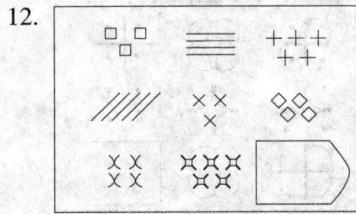

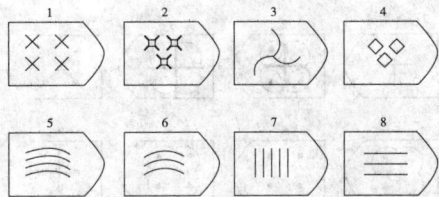

E 组：

1.

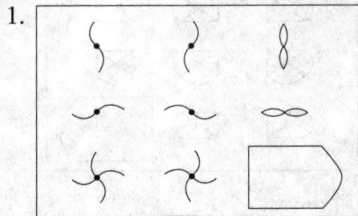

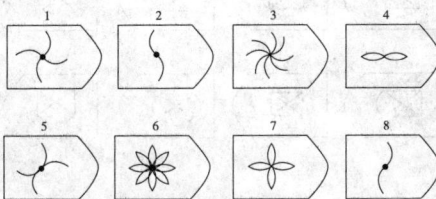

2.

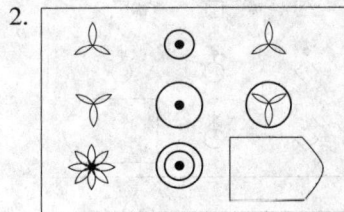

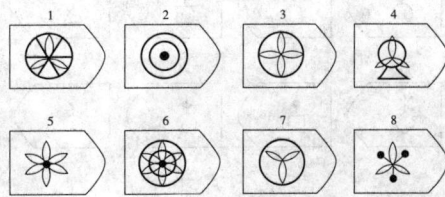

3.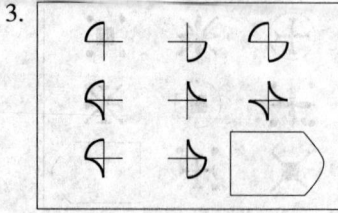

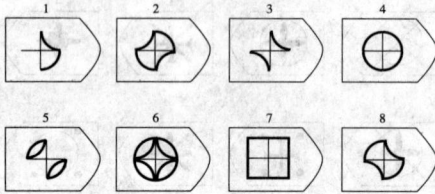

4.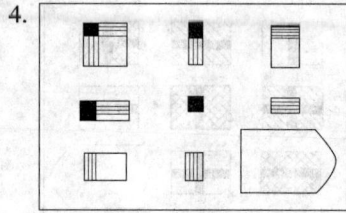

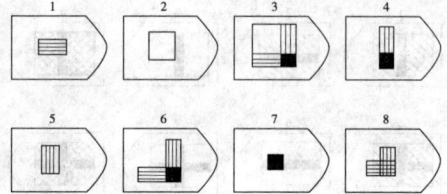

5.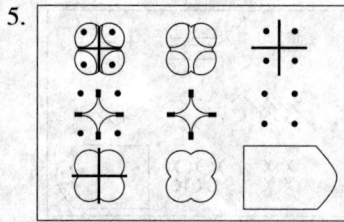

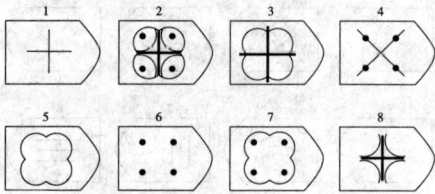

6.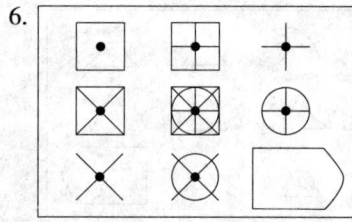

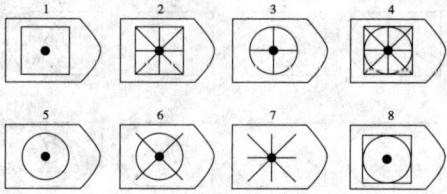

7.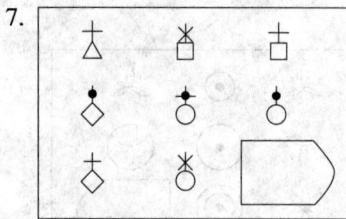

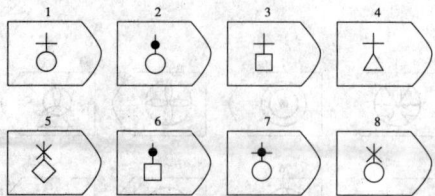

8.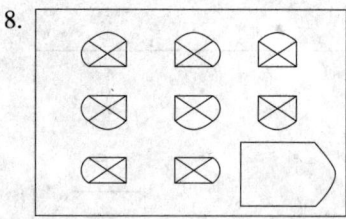

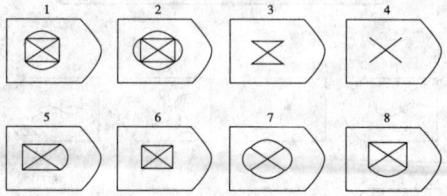

9.

10.

11.

12.

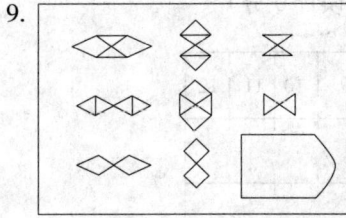

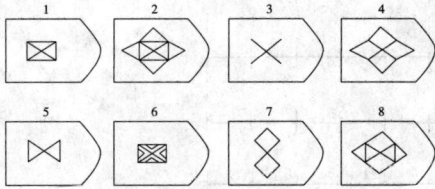

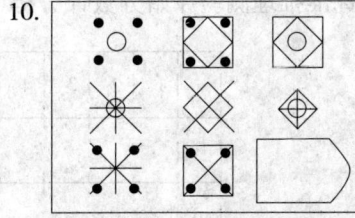

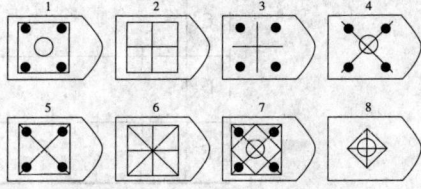

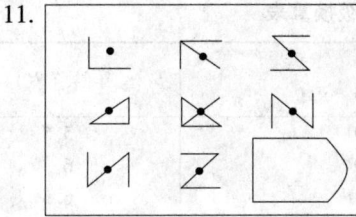

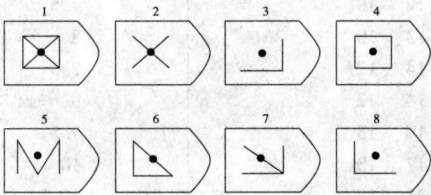

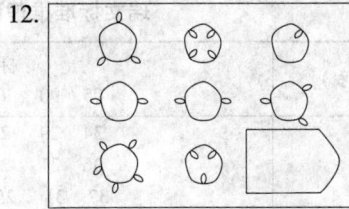

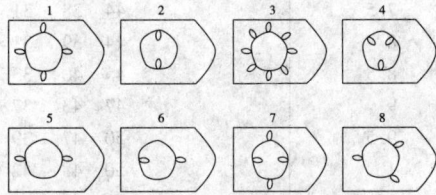

瑞文标准推理测验标准答案

	1	2	3	4	5	6	7	8	9	10	11	12
A	4	5	5	1	2	6	3	6	2	1	3	4
B	2	6	1	2	1	3	5	6	4	3	4	5
C	8	2	3	8	7	4	5	1	7	6	1	2
D	3	4	3	7	8	6	5	4	1	2	5	6
E	7	6	8	2	1	5	1	6	3	2	4	5

瑞文标准推理测验原始分数计分键（正确计 1 分，错误计 0 分）

	1	2	3	4	5	6	7	8	9	10	11	12
A												
B												
C												
D												
E												

瑞文标准推理测验分数与百分等级换算表

年龄（岁）	标准分（%）							年龄（岁）
	95	90	75	50	25	10	5	
5.5	34	29	25	16	13	12	9	5.5
6	36	31	25	17	13	12	9	6
6.5	37	31	25	18	13	12	10	6.5
7	43	36	25	19	13	12	10	7
7.5	44	38	31	21	13	12	10	7.5
8	44	39	31	23	15	13	10	8
8.5	45	40	33	29	20	14	12	8.5
9	47	43	37	33	25	14	12	9
9.5	50	47	39	35	27	17	13	9.5
10	50	48	42	35	27	17	13	10
10.5	50	49	42	39	32	25	18	10.5
11	52	50	43	39	33	25	19	11
11.5	53	50	45	42	35	25	19	11.5
12	53	50	46	42	37	27	21	12
12.5	53	52	50	45	40	33	28	12.5
13	53	52	50	45	40	35	30	13
13.5	54	52	50	46	42	35	32	13.5
14	55	52	50	48	43	36	34	14
14.5	55	53	51	48	43	36	34	14.5
15	57	54	51	48	43	36	34	15
15.5	57	55	52	49	43	41	34	15.5
16	57	56	53	49	44	41	36	16
16.5	57	56	53	49	45	41	37	16.5
17	58	57	55	52	47	40	37	17
20	57	56	54	50	44	38	33	20
30	57	55	52	48	34	37	28	30
40	57	54	50	47	41	31	28	40
50	54	52	48	42	34	24	21	50
60	54	52	46	37	30	22	19	60
70	52	49	44	33	26	18	17	70
年龄（岁）	95	90	75	50	25	10	5		年龄（岁）

适用年龄范围：6～70岁。适用人员的范围：不同的职业、国家、文化背景的人都可以用，甚至聋哑人及丧失某种语言功能的人，具有心理障碍的人也可以用。

测验一般没有时间限制，在40分钟左右完成即可，答对的总分转化为百分等级。在个别测验时，如果记录下测试所用时间，并分析其错误的特性，还可以有助于了解被试者的气质、性格和情绪等方面的特点。

智力水平用百分比等级表示。

一级：测验标准分等于或超过同年龄常模组的95%，为高水平智力。

二级：测验标准分在75%～95%，智力水平良好。

三级：测验标准分在25%～75%，智力水平中等。

四级：测验标准分在5%～25%，智力水平中下。

五级：测验标准分低于5%，为智力缺陷。

另外有A、B、C、D、E五个项目的正确题数：

A：反映知觉辨别能力（共12题）

B：反映类同比较能力（共12题）

C：反映比较推理能力（共12题）

D：反映系列关系能力（共12题）

E：反映抽象推理能力（共12题）

通过五个方面得分的结构，一定程度上有助于了解被试者智力结构。

对分数作解释时注意，由于瑞文测验强调推理方面的能力，并非完全的智力，目前仅用于智力方面的筛选。因此不能绝对化。

【实验步骤】

1. 团体施测步骤和指导语

（1）先发答卷纸，带领被试者逐栏填写答卷纸上部，姓名、性别、出生年月日等，填写完毕发测验图册，在没有指示前不允许翻开，主试者再三强调不要往测验图册写任何字或做记号。

（2）主试者根据指导语向被试者讲解。主试者说："这是一个有趣的练习，完成它时要认真看、认真想，前面的题目认真了，会对做后面的题目有好处，下面我们开始。打开你的测验图册第一页，像这样（主试者示范给团体），看你答卷纸上有6栏，分别为第一组、第二组……第六组。（在黑板上画出这6栏）看图册上的第一张图是第一组第一题，在这张图中，上面的图案是缺了一部分的，图案下面的这些块块，（轮流指每块）形状都与空白部分一样，但内容不同，不是每块都能补全上面的图案，第一块（先指块块，再指图案）是相当不同的，第二、三块也不一样，对不上，第6块怎样？图案一样，但是也有一小块空白，用你的手指点出一块最合适的（注意前排几个人，看其是否指对了）。对，第四块是正确的一块，所以本题的答案是4。把'4'写在答卷纸上第一组第一题空格里，填完的人也先不要往后翻。"等到每个人都完成了，继续说："在你书里的每一页都有一幅幅图案，你每看一幅图都要决定图案下面的块块哪一个补充在图案缺少的空白上合适。当你找出正确的一块，你就把它的号码写在答卷纸上与图案号码相对应的一格里。不要往测验图册上写任何东西。题目由易到难，如果你注意做容易的题目，你会发现做后面的题目就不太难了，顺序做每个题，从一开始直到做完。不要翻回来检查，填写答案时要看对题号。这个测验练习没有时间限制，你要认真做，一般人完成大约需要 40 分钟。记住，每个题只有一正确答案。""好，我们来做第一组第二题"，留出时间使每个人写下答案，然后说："在本题的选择中，正确的一个是 5。看看你是不是在答案纸上第一组第二题这一格下面写了'5'，你继续做下去，到把这本测验做完，我在你们周围走，有了问题可以举手问。"（主试者与助理开始巡视）。

（3）被试完成测验的全部题目后可以离开，离开前应收回他的答卷纸与测验图册，检查是否有填错格子或漏答题，没有问题时再让被试者离开。必要时记录下被试者所用时间。

2. 个别施测主试者须知　先说："我们一起做一个有趣的练习，请你认真看，仔细想，认真做前面的题目可以学会做后面的题目，下面我们开始。"翻开第一页，指图一并说"看这儿（指上面的图案），你看这是一张切去一块的图案，这些块块（指下面的选择答案）哪块放在缺损的地方合适呢？这几块中只有一块最合适，第一块形状对，图案不对；第二块、第三块图案更不对；第六块差不多对了，但还有点儿不一样（指那小块空白），你来指一下哪块是对的呢？"如果儿童指不出，重复讲解，直到清楚，然后转到第二题："现在指出第二题图案中下面的块块哪一个放在上面图案中缺了的地方合适？"如果问题解决了，转到第三题（方法同前）。在完成第四题时要提醒儿童注意说："认真看图案（主试手指从左指到右），仅有一个块块正确，要仔细，先一块块地看他们（指着六个块块），现在指出哪一块放在空白上合适"（指空白），无论儿童指的正确与否，都问"放这一块对吗？"（指图案空白与儿童选的一块）如果儿童说"是"就记下号码，如果他犹豫，就说："指出对的一块"，不论选的对否，再问："是对的吗？"如果最后儿童肯定了他的选择就记下号码。解决第五题的过程与第四题一样，在做到第一到第五题时，可以用第一题做例题教他，然后让他再自己做一遍，如果他不能正确解决其中的 4 个题，就不再继续做。如果顺利完成 1~5 题，转到第六题，而且只说："看清楚这个图案，再看这些块块，哪块填空白最合适？只有一个最合适，哪一个是？你肯定了再指"。对以下各个题都同一种指导语，并记下儿童所指块块的号码。（以上常常提到儿童，实指被试，包括老人与智力迟钝者）。被试完成测验的全部题目后可以离开，走前应收回他的答卷纸与测验图册，检查一下是否有填错格子或漏答题，没有问题时再让被试离开。必要时记录下被试所用时间。

最后对收集得到的数据通过上述方法进行分析统计，得出结论。

【实验指导】

1. 预习要求　查阅有关瑞文标准推理测验适用范围及发展史。

2. 操作要点　我们采用的瑞文标准推理测验是由张厚粲教授于 1985 年修订后的中城

市版。

3. 注意事项

（1）适用年龄范围宽，测验对象不受文化、种族和语言的限制。

（2）适合团体施测，也可单独施测。

（3）对分数做解释时应注意，所得分数并非终身不变，而受时空限制；时有偶然性。所以对被试者的解释用词不要绝对化，分数解释可参考被试者表现和其他测试指标。

（4）SPM 施测无严格时限，一般可用 40 分钟左右完成。

【思考题】

1. 请列举你知道的其他推理测验并比较他们的异同点。

2. 请简述瑞文标准推理测验的优缺点。

3. 了解不同瑞文标准推理测验手册有哪些不同点？

（董再全　张　斌　吉宇波）

第四章　心理治疗实验操作

实验二十九　放松疗法

【放松疗法简介】

放松疗法又称松弛疗法、放松训练（relaxation therapy），它是按一定的练习程序，学习有意识地控制或调节自身的心理生理活动，以达到降低机体唤醒水平，调整因紧张刺激而紊乱的功能。

松弛疗法具有良好的抗应激效果。在进入放松状态时，交感神经活动功能降低，表现为全身骨骼肌张力下降即肌肉放松，呼吸频率和心率减慢，血压下降，并有四肢温暖、头脑清醒、心情轻松愉快、全身舒适的感觉。同时加强了副交感神经系统的活动功能，促进合成代谢及有关激素的分泌。松弛疗法常与系统脱敏疗法结合使用，同时也可单独使用，可用于治疗各种焦虑性神经症、恐惧症，且对各系统的身心疾病都有较好的疗效。放松疗法发展到五大类型：①渐进性肌肉放松；②自然训练；③自我催眠；④静默或冥想；⑤生物反馈辅助下的放松。其中第②、③、④类兼具有自我催眠的成分，如中国气功疗法中的放松功。中国的气功、印度的瑜伽术、日本的坐禅、德国的自生训练、美国的渐进松弛训练、超然沉思等，都是以放松为主要目的的自我控制训练。

【实验目的】

1. 了解心理因素在心身疾病发病中的作用（以恐惧症为例）。
2. 了解放松疗法治疗心身疾病的原理。
3. 熟悉放松疗法的方法及步骤。

【实验原理】

放松疗法的原理是，一个人的心情反应包含"情绪"与"躯体"两部分。假如能改变"躯体"的反应，"情绪"也会随着改变。至于躯体的反应，除了受自主神经系统控制的"内脏内分泌"系统的反应，不易随意操纵和控制外，受随意神经系统控制的"随意肌肉"反应，则可由人们的意念来操纵。也就是说，经由人的意识可以把"随意肌肉"控制下来，再间接地把"情绪"松弛下来，建立轻松的心情状态。基于这一原理，"放松疗法"就是通过意识控制使肌肉放松，同时间接地松弛紧张情绪，从而达到心理轻松的状态，有利于身心健康。

【实验对象与材料】

1. 对象 恐惧症患者。

2. 设备 沙发或椅子，实验记录纸。

【实验方法】

1. 先让患者将其身上的肌肉群紧张起来，再放松。再用力弯曲前臂，同时体验肌肉紧张的感受（大约 10 秒钟）。然后放松，一点力也不用，尽量放松，体验紧张、放松在感受上的差异。（停顿 5 秒）这就是紧张和放松。

2. 再让患者将身上的主要肌肉群紧张和放松。从放松双手开始，然后是双脚、下肢、头部，最后是躯干。

【实验步骤】

1. 现场有心理指导员的步骤

（1）"深深吸进一口气，保持一会儿。好，请慢慢把气呼出来，慢慢把气呼出来。我们再来做一次，请你深深吸进一口气，保持一会儿。好，请慢慢把气呼出来，慢慢把气呼出来。"

（2）"伸出你的前臂握紧拳头用力握紧，注意你手上的感受。好，请放松，彻底放松你的双手，体验放松后的感觉，你可能感到沉重、轻松，或者温暖，这些都是放松的标志，请你注意这些感觉。我们再做一次。"

（3）"现在开始放松你的双臂，先用力弯曲绷紧双臂肌肉，保持一会儿，感受双臂肌肉的紧张。放松，彻底放松你的双臂，体会放松后的感受。我们再做一次。"

（4）"现在，开始练习如何放松双脚。好，紧张你的双脚，用脚趾抓紧地面，用力抓紧，用力，保持一会儿。好，放松，彻底放松你的双脚。我们再做一次。"

（5）"现在，放松你小腿部位的肌肉。请你将脚尖用力上翘，脚跟向下向后紧压地面，绷紧小腿上的肌肉，保持一会儿，保持一会儿。好，放松，彻底放松你的双脚。我们再做一次。"

（6）"放松你大腿的肌肉。请用脚跟向前向下压紧地面，绷紧大腿肌肉，保持一会儿。好，放松，彻底放松。我们再做一次。"

（7）"现在我们放松头部肌肉。请皱紧额头的肌肉，皱紧，皱紧，保持一会儿。好，放松，彻底放松。现在，转动你的眼球，从上、至左、至下、至右，加快速度。好，现在朝反方向旋转你的眼球，加快速度，好，停下来，放松，彻底放松。现在，咬紧你的牙齿，用力咬紧，保持一会儿。好，放松，彻底放松。现在，用舌头顶住上腭，用劲上顶，保持一会儿。好，放松，彻底放松。现在，收紧你的下巴，用力。"

（8）"请放松躯干上的肌肉群。好，请你往后扩展你的双肩，用力向后扩展，用力扩展保持 15 秒，我们再做一次。"

（9）"现在，向上提起你的双肩，尽量使双肩接近你的耳垂。用力上提双肩，保持 15 秒。"

（10）"现在，向内收紧你的双肩，用力收，保持一会儿。好，放松，彻底放松。我们再做一次。"

（11）"请抬起你的双腿，向上抬起双腿，弯曲你的腰，用力弯曲腰部，保持一会。"

（12）"现在，紧张臀部肌肉，会阴用力上提，保持一会儿。好，放松，彻底放松。我们再做一次。"（休息3分钟，从头到尾再做一遍放松）。

2. 自行练习时的步骤

（1）练习者以舒适的姿势靠在沙发或躺椅上。

（2）闭目。

（3）将注意力集中到头部，咬紧牙关，使两边面颊感到很紧，然后再将牙关松开，咬牙的肌肉就会产生松弛感。逐次——将头部各肌肉都放松下来。

（4）把注意力转移到颈部，先尽量使颈部的肌肉很紧张，感到酸、痛、紧，然后把颈部的肌肉全部放松，觉得轻松为度。

（5）将注意力集中到两手上，用力紧握，直至手发麻、酸痛时止，然后两手开始逐渐松开，放置到自己觉得舒服的位置，并保持松软状态。

（6）把注意力指向胸部，开始深吸气，憋1~2分钟，缓缓把气吐出来；再吸气，反复几次，让胸部感觉松畅。

这样，依此类推，将注意力集中在肩部、腹部、腿部，逐次放松。

【实验指导】

1. 预习要求 查阅有关放松训练的原理及放松治疗的方法。

2. 操作要点 放松疗法必须结合患者的呼吸，当吸气同时也必须屏气，当放松肌肉时再慢慢吐气。放松疗法应注意以下几点。

（1）第一次进行放松训练时，作为示范，施治者也应同时做。这样可以减轻求治者的羞涩感，也可以为求治者提供模仿对象。事先得告诉求治者，如果不明白指示语的要求，可以先观察一下施治者的动作，再闭上眼睛继续练。

（2）会谈时进行的放松训练，最好用施治者的口头指示。以便在遇到问题时，能及时停下来。施治者还可以根据情况，主动控制训练的进程，或者有意重复某些放松环节。

（3）在放松过程中，为了帮助求治者体验其身体感受，施治者可以在每一步的间隔时，指示患者，如"注意放松状态的沉重、温暖和轻松的感觉""感到你身上的肌肉放松"，或者"注意肌肉放松时与紧张的感觉差异"等。

【思考题】

1. 如何做生物反馈疗法？
2. 为什么放松疗法对心身疾病有效？
3. 心理、社会因素在心身疾病发病中可发挥什么作用？

（刘可智 谌利民）

实验三十　催眠疗法

【催眠疗法的简介】

催眠疗法（hypnotherapy）是指用催眠的方法使求治者的意识范围变得极度狭窄，借助暗示性语言，以消除病理心理和躯体障碍的一种心理治疗方法。通过催眠方法，将人诱导进入一种特殊的意识状态，将医生的言语或动作整合入患者的思维和情感，从而产生治疗效果。催眠可以很好地推动人潜在的能力，现在一些心理治疗的方法是使用催眠法来治疗一些心理疾病，如强迫症、忧郁症、坏习惯、情绪问题等。

最早施用催眠术作为治疗方法的是 1775 年奥地利的麦斯麦（FAmessmer），但是直到 1841 年英国外科医师 James Braid 才对催眠现象做了科学的解释，认为催眠是治疗者所引起的一种被动的、类睡眠状态，并借用希腊文 "hypnos"（即睡眠的意思）一词改为 "hypno-sis"（催眠）。催眠的方法可分为直接法（或自然法）和间接法。直接法就是通过简短的言语或轻柔的抚摸，使对方进入类似睡眠的状态。而间接法借助于光亮的小物体或单调低沉的声源，让患者凝视、倾听，或以 "催眠物" 接触头或四肢，而施治者则在一旁反复暗示患者进入催眠状态。催眠的程度一般分为浅催眠、中度催眠和梦行 3 级。为了治疗的需要，进入浅催眠即可。此时，可根据患者的病症，用正面而又肯定的语言向他明确指出有关症状定将消失，或进行精神分析，找出其致病的心理根源。治疗后，可及时唤醒患者或暗示患者逐渐醒来。

【实验目的】

1. 了解心理因素在心身疾病发病中的作用（以强迫症为例）。
2. 了解催眠疗法治疗心身疾病的原理。
3. 熟悉催眠疗法治疗的方法及步骤。

【实验原理】

催眠原理简单地讲就是利用人类思考的两个不同层面：意识和潜意识。人本身平时在清醒状态下，意识是占主导地位，催眠原理就是让人的意识专注于某一件事情，这个时候潜意识就不会被意识压制住，于是潜意识被激发，进入一种潜意识和意识都同时开放的状态，这个时候就可以与潜意识做沟通，催眠就是越过意识直接与潜意识沟通。

从科学角度来看，催眠原理是透过一套有效引导与暗示的方法，引领求治者放松，使其脑波频率达到 α 波（每秒 8~12 Hz）或 θ 波（每秒 4~7 Hz）的范围。当我们心情平和轻松或是刚睡醒时，所处的就是 α 波状态；当我们处于较浅的睡眠状态，或是静坐、禅定、进入气功状态时，便是处于 θ 波。透过催眠放松引导，使人的脑波处于 θ 波。这时意志受到抑制，潜意识尤为活跃。潜意识强大而不加批判的本质得到了催眠师的利用来治疗各种心身疾病。

【实验对象与材料】

1. 对象 强迫症患者。

2. 设备 躺椅，实验记录纸。

【实验方法】

催眠一般是在安静、昏暗的房间内进行，施治者最好有助手在场，尤其是对异性催眠时。求治者舒适地坐下或躺下，安静地放松数分钟，然后进行催眠。首先通过以下四项测试求治者暗示性高低，分数愈高表示求治者暗示性愈强，被催眠的可能性就愈大。

1. 测嗅觉 用事先备好的 3 个装有清水的试管，请求治者分辨哪个装的是清水，哪个装的是淡醋，哪个装的是稀酒精。分辨不出得 0 分，辨别出两种中的一种得 1 分，辨别出两种的得 2 分。

2. 测平衡功能 令求治者面墙而立，双目轻闭，平静呼吸两分钟后，施治者用低沉语调缓慢地说："你是否开始感到有些前后（或左右）摇晃，你要集中注意力，尽力体验我的感觉，是否有点前后（或左右）摇晃。"停顿 30 秒，重复问 3 次后，要求求治者回答或观察求治者，如未感到摇晃者得 0 分，轻微摇晃者得 1 分，明显摇晃者得 2 分。

3. 测记忆力 令求治者看一幅彩色画，画面是一个房间内有一扇窗户，蓝色的窗帘和两把椅子。30 秒后拿走彩色画。问："房间里有 3 把还是 4 把椅子？""窗帘是什么颜色，浅绿色还是淡紫色？""房间有 2 扇还是 3 扇窗户？"若回答与问话一致，则具暗示性，每一问得 1 分；若回答与画面一致则得 0 分。此项测试的得分为 0~3 分。

4. 测视觉分辨力 在白纸上画两个直径均为 4cm、间距为 8cm 的大圆圈，圆圈中分别写 12 与 14 两个数字。请求治者回答哪个圆圈大。若回答一样大得 0 分，若回答其中之一大者得 1 分。

接着使用诱导方法对求治者进行催眠，下面介绍几种常用的诱导方法。

（1）言语暗示加视觉刺激 又称为凝视法，让求治者聚精会神地凝视近前方的某一物体（一光点或一根棒等），数分钟后，施治者便用单调的暗示性语言开始进行暗示。"你的眼睛开始疲倦了。你已睁不开眼了，闭上眼吧。你的手、腿也开始放松了。全身都已放松了，眼皮发沉，头脑也开始模糊了。你要睡了。睡吧。"

（2）言语暗示加听觉刺激 催眠时，让求治者闭目放松，注意倾听节拍器的单调声或水滴声。几分钟后，再给予类似于上述的言语暗示，同时可以加上数数，如："一，一股舒服的暖流流遍你全身。二，你的头脑模糊了。三，你越来越困倦了。四……五……"

（3）言语暗示加皮肤感觉刺激 首先，施治者在求治者面前把手洗净、擦干和烤热，然后嘱求治者闭目放松，用手略微接触求治者皮肤表面，从额部、两颊到双手，按同一方向反复地、缓慢地、均匀地慢慢移动，同时配以与上述类似的言语暗示。有时也可不用言语暗示，仅用诱导按摩。

（4）药物催眠 某些求治者如暗示性低、不合作，可使用 25% 的硫喷妥品或 5% ~ 10% 的异戊巴比妥 0.5g，稀释后，进行静脉缓慢注射，在求治者进入半睡眠状态时，再导入催眠状态。

（5）解除催眠法　"当我从十数到一时，你将会睁开眼睛，回到现实世界，恢复正常状态，然后你会完全清醒，感觉舒服无比：十，慢慢醒来，觉得身心都很舒服；九，越来越清醒；八，慢慢恢复身体正常的感觉；七，越来越清醒；六，内心平静安详；五，越来越清醒；四，觉得全身充满活力；三，越来越清醒；二，就要醒来了，感觉很棒！一，睁开眼睛，揉揉眼睛，擦擦脸，做个深呼吸，让身体动一动，你完全清醒了。"

【实验步骤】

治疗前首先应与求治者建立良好的合作关系，了解其动机与需求，询问其对催眠的看法并解答疑惑。接着，进行测试敏感度（被暗示的程度），了解他能进入多深的催眠状态，适合哪种诱导手法。

1. 诱导阶段（induction）　催眠师运用语言引导，让对方进入催眠状态。

2. 深化阶段（deepening）　引导求治者从轻度催眠状态，进入更深的催眠状态。这个阶段常常可随机应变。

3. 治疗阶段（healing）　根据求治者的需求治疗，催眠师需要具有很好的心理治疗与精神病理学背景，最好在宗教、哲学层面也有所涉猎。

4. 解除催眠（ending）　让求治者从催眠状态回到平常的意识状态，确保他对整个治疗过程保有清楚的记忆，适切给予催眠后暗示，帮助他在结束催眠后，感觉很好，并且强化疗效。

【实验指导】

1. 预习要求　查阅有关催眠疗法治疗的操作方法。

2. 操作要点　正确评估求治者的被暗示程度，了解个案求助的真正原因。根据被暗示的程度采取适当的诱导方法。

3. 注意事项

（1）每一次催眠都要有明确的目的。

（2）催眠诱导语的内容虽不一定相同，但基本上必须符合三个原则：①语音平抑；②语意单调；③语句重复。

（3）催眠治疗的疗程一般是 1~5 次，间日或三日一次，三次后每周一次，最多不超 10 次。个案治疗每次一个半小时，团队半小时左右，治疗后还要加紧个别心理治疗，以消除病因。

【思考题】

1. 如何做催眠治疗？
2. 为什么催眠疗法对心身疾病有效？
3. 心理、社会因素在心身疾病发病中有何影响？

（刘可智　刘传新）

实验三十一　生物反馈疗法

【生物反馈疗法的简介】

生物反馈仪（简称反馈仪）既可以进行"自我认识"又能够实现"自我改造"。生物反馈疗法，又称自主神经学习法，是以行为疗法为基础，利用现代生理科学仪器，反馈个体自身的生理或病理信息，消除病理过程，治疗个体心身疾病，保障身心健康的一种有效的治疗方法。

生物反馈疗法，是把个体的生物学信息（如肌电活动、皮温、脑电、心率、血压等）现代电子仪器转换为声、光等反馈信号通过视觉和听觉等人们可以认识的方式予以显示，然后，使其根据反馈信号训练使自己有意识地控制自己的心理活动，以达到调整自己不随意的内脏功能及躯体功能、达到防治身心疾病的目的。

生物反馈法包括三方面：一是放松训练，让个体学会放松，以便能减轻过度紧张，使身体达到一定程度的放松状态；二是当个体学会放松后，让个体通过生物反馈仪了解自己身体内生理功能改变的信息；三是进一步加强放松训练的学习，直至形成操作性条件反射，从而解除影响正常生理活动或病理过程的紧张状态，使个体生理功能恢复正常状态。

【实验目的】

1. 了解心理因素在心身疾病发病中的作用（以原发性高血压为例）。
2. 了解生物反馈治疗心身疾病的原理。
3. 熟悉生物反馈治疗的方法及步骤。

【实验原理】

特定的情绪与特定的生理活动关系密切，持久而强烈的不良情绪可导致某些躯体疾病的发生，强调了心理、社会因素在躯体疾病发生中的重要作用，即心身疾病发生的原因。原发性高血压属于心身疾病的范畴。原发性受个体的应激状态、情绪、人格特征、心理防御机制和社会支持系统等心理社会因素的影响。紧张性生活事件，尤其是应激性生活事件造成的紧张、焦虑状态可增加高血压发病的危险性。生物反馈技术对人体自主神经系统具有良性调节作用，还可对患者人格及行为、应激性进行调节，具有对抗应激及矫正 A 型行为的效果，能够降低骨骼肌的紧张水平，消除患者的抑郁、焦虑和紧张情绪。同时也降低了交感神经兴奋性，从而达到治疗高血压病等心身疾病的目的。

【实验对象与材料】

1. **对象**　高血压患者。
2. **设备**　躺椅、生物反馈仪，实验记录纸。

【实验方法】

1. 肌电反馈仪　电极安放部位可以因人因病而异，可安放于全身各部位或易放松的部位。若安放于额部时，两个记录电极分别放于双目平视时瞳孔上方过眉1cm处，1个参考电极放于两记录电极之间，这时可以测到额肌、眼轮匝肌、咀嚼肌、吞咽肌和面部表情肌等活动时肌电的变化值，其数值明显地受精神活动和肌肉活动的影响，而微睁微闭眼睑时对其影响不大。

在做上肢肌电记录时，又可以分为单侧与双侧记录两种情况。在做单测记录时，两记录电极均放于一侧上肢的前臂上，其参考电极放于两记录电极之间，可以反映指、腕、肘和前臂活动时的肌电水平。在双侧记录时，两记录电极分放于两上肢前臂上，其参考电极则放于胸部，可以反映双臂、双肩与躯干上半部的肌电水平。此时记录的肌电值还会受到心电的干扰，有时难以识别，但是在熟悉之后，可以利用这一个心电信号做进一步的减慢心率的反馈训练。在训练肢体放松时，还可以用两个肌电反馈仪同时监测一个肢体的伸肌和屈肌，分别判断伸肌和屈肌的放松水平，以利于针对性地进行放松训练。

2. 皮温反馈仪　皮温反馈仪传感器也可以称为探头，只有一个，可固定于利手的末节指腹上，此处温度变化较灵敏。也有人为固定方便而放于手指背上。一般常放于中指和示指。由于交感神经支配着血管壁的平滑肌产生收缩和扩张，使血流量发生变化，因而影响指端皮肤温度的变化。

因此，指温的变化可以反映自主神经系统的功能。在放松时，交感神经兴奋性下降，指端血流量增加，因而指温升高；在紧张时，交感神经兴奋性升高，指端的血流量减少，因而皮温降低。

【实验步骤】

生物反馈放松训练，每次20~30分钟。训练应该在指导语的引导下进行，指导语的速度、声调及音量都要适当，通常采用播放录音的方式进行，待患者熟悉指导语的内容和速度后，则可由患者自行默诵指导语。目前，国内多家相关研究机构编制了神经系统渐进性放松录音，可供选用。训练时，采用被动集中注意的态度，在体验指导语所暗示身体感觉的同时，维持反馈信号向指定的方向变化。

在指导语的引导下，进行生物反馈放松训练时，放松应按身体各部位逐次进行，并且逐渐增加训练内容，最后达到全身全面地放松。

首先记录训练前血压。进行前臂的肌电训练，第一次用训练短语"我的右臂是沉重的，"开始自我沉重感的训练，重复5~7遍，每遍缓慢地持续1~2分钟。

第二次用训练短语："我的右臂是沉重的，我的左臂是沉重的，我的双臂是沉重的"。重复5~7遍。然后增加前额的肌电训练。

第三次用短语："我的右臂是沉重的，我的左臂是沉重的，我的双臂是沉重的；我的右腿是沉重的，我的左腿是沉重的，我的两腿是沉重的。"重复5~7遍，每遍持续1~2分钟，此外还可有一次延长，持续10~15分钟。

然后加上温暖感训练，第四次用加入温暖的短语"我的右臂是沉重的，我的双臂、双腿都是沉重的，我的右臂是温暖的"。重复5~7遍。

然后按与沉重感相似的程序，逐次加入右臂及双腿，进行第五、六、七、八次逐渐增加温暖的训练，最后达到："我的右臂是沉重的、温暖的，我的两臂、两腿是沉重的、温暖的。"使上下肢处于沉重及温暖感之中。

第九次加上呼吸练习，其短语为："我的右臂是沉重用、温暖的，我的两臂、两腿是沉重的、温暖的，缓慢地、平静地呼吸。"呼吸练习要占每次训练的1/3~1/2时间。

第十次到十二次增加上腹部温暖感的练习，其短语为："我的右臂是沉重的，温暖的，我的两臂、两腿是沉重的，温暖的，呼吸，我的上腹部是温暖的。"也可换用新短语"冷空气吸进来，暖空气呼出去"。这样就可以达到全身全面的放松。

最后记录血压。

总结上述训练是先由前臂肌电开始训练，再做前额肌电训练，然后再加温暖训练，若有皮温、皮电反馈仪则可换用，否则一直用肌电仪训练亦可。

【实验指导】

1. 预习要求 查阅有关生物反馈仪的工作原理及生物反馈治疗的操作方法。

2. 操作要点 生物反馈参数有血压、心率、肌电、皮温、皮电、脑电等，它们可以单独使用，也可以以不同的组合方式使用，本实验采用肌电、皮温反馈心理实验。

3. 注意事项

（1）在室温25℃左右、安静的治疗室内，患者放松地躺在躺椅上，解松领扣、腰带。

（2）全身肌肉放松程序。依次为上肢、下肢、躯干（腹部、腰部、肩背部）、颈部、面部肌肉。首先做收缩与放松交替的练习，最后做全身肌肉放松练习。

（3）呼吸要求自然、缓慢、均匀。

（4）施治者注意调节反馈信号，调节阳性强化的阈值，阈值上下的两种信息用红绿灯光或不同频率的音调反馈，使阈值调整恰当，使患者获得自控生物指标的阳性信号占70%，阴性信号占30%左右。每一次练习的20分钟内，反馈信息亦可中途关闭，只在开始与结束时检查肌电指标，每次治疗结束后，让患者做几次肢体屈伸运动，使患者感到轻松愉快，再离开治疗室。

（5）治疗前、治疗过程中与治疗结束后，由观察者填写记录单，患者自填症状变化量表，这样可做出对比，确定有无疗效。

【思考题】

1. 如何做松弛训练？
2. 为什么生物反馈治疗心身疾病有效？
3. 心理、社会因素在心身疾病发病中有何作用？

（谌利民）

实验三十二　医患沟通技巧模拟训练

【医患沟通的简介】

狭义的医患沟通，指医疗机构的医务人员在日常诊疗过程中，与患者及家属就伤病、诊疗、健康及相关因素，以诊疗服务的方式进行沟通交流。而广义的医患沟通，指各类医务工作者、卫生管理人员及医疗卫生机构，同时包括医学教育工作者，围绕医疗卫生和健康服务的法律法规、政策制度、道德与规范、医疗技术与服务标准、医学人才培养等方面，以非诊疗服务的各种方式与社会各界进行的沟通交流。医患沟通与一般的人际沟通不同，患者特别渴望医护人员的关爱和体贴，对医护人员的语言、表情、动作姿态、行为方式会表现得更为关注、更加敏感。

在医疗卫生和保健工作中，医患双方围绕伤病、诊疗、健康及相关因素等主题，以医方为主导，通过各种有特征的全方位信息的多途径交流，科学地指引诊疗患者的伤病，使医患双方达成共识并建立信任合作关系，达到维护人类健康、促进医学发展和社会进步的目的。医患沟通技巧就是能指导广大临床工作者有效沟通的方法。

【实验目的】

1. 掌握医患沟通的技巧。
2. 熟悉医患沟通的基本方法。

【实验原理】

加强与患者的沟通，充分尊重患者的知情权与选择权，使患者积极支持、配合医疗工作，从而可以减少不必要的医患纠纷。医患沟通是医学发展的动因，是医疗过程的完善、医患双赢的途径。医患沟通的信息内涵不仅是患者伤病信息，还包括与之相关的价值信息、伦理观念、经济利益、法律规章、文化习俗、情感意志等。因此，医患沟通是临床治疗的需要，医疗活动必须由医患双方共同参与完成；医患沟通能够促进正确诊断，干预治疗效果；融洽医患关系，减少纠纷，进而推进现代医学"医学—心理—社会"的医学模式。

【实验对象与材料】

1. 对象　住院或门诊患者。
2. 设备　一个相对安静的聊天室，实验记录纸。

【实验方法】

首先介绍几种常见的医患沟通方法。
1. 预防为主的针对性沟通　在医疗活动中，主动发现可能出现的问题，把这类家属作为沟通的重点对象，与家属预约后根据其具体要求有针对性地沟通。

2. 交换对象沟通　当医生与患者家属沟通困难时，另换一位医生或主任与患者沟通；或者当医生不能与某位患者家属沟通时，换一位知识层面高一点的患者家属沟通，让这位家属去说服其他家属。

3. 集体沟通　对患有同种疾病较多的患者，医院可召集家属举办培训班的形式进行沟通，讲解疾病的起因、治疗及预防知识。既可以节约时间，还促进患者间的相互理解，使患者成为义务宣传员，减少医务人员的工作压力。

4. 书面沟通　书面沟通将一些常规问题印到书面上，便于患者家属翻阅，达到沟通的目的。

5. 协调统一沟通　当下级医生对某疾病的解释拿不准时，先请示上级医师，然后按照统一的意见进行沟通；对诊断尚不明确或疾病恶化时，在沟通前，医护人员要进行内部讨论，统一认识后再由上级医师与家属沟通。

6. 实物对照沟通　某些疾病，口头和书面沟通都困难，可辅之以实物或影视资料沟通。

下面介绍几种常见的医患沟通技巧。

（1）倾听　多听患者或家属的话。

（2）介绍，多向患者或家属解释。

（3）掌握　病情、治疗情况和检查结果；医疗费用的使用。

（4）留意　对方情绪、教育程度和对沟通的感受；对方对病情的认知程度，对交流的期望；自身情绪，学会自我控制。

（5）避免　强求对方及时接受事实；使用易刺激对方情绪的词语和语气；过多使用不易听懂的专业词汇；刻意改变和压抑对方情绪。

【实验步骤】

采用角色扮演方法，两两同学为一组，一个扮演患者，一个扮演医生。具体情节，以及人物的台词、表情、动作等由参与者按照自己扮演角色的设计与理解，自编自演，即兴发挥，但要体现本实验具体的目的要求。

【实验指导】

1. 预习要求　查阅有关医患沟通技巧的方法。

2. 操作要点　在医患沟通的过程中必须要始终遵循医患沟通原则。

3. 注意事项　主动与患者沟通，注意行为规范，称呼要得体，善用职业性语言，注意科学性和通俗性，语言要准确完整，态度真诚，学会倾听，使用实验中的沟通方式和技巧。

【思考题】

1. 试述医学模式的转变对医疗观念的影响。

2. 在实际工作中怎样培养医患沟通技巧？

（刘传新　董再全）

实验三十三　心理咨询技巧模拟训练

【心理咨询的简介】

心理咨询（counseling）指运用心理学方法，对心理适应方面出现问题并企求解决问题的求询者提供心理援助的过程。需要解决问题并前来寻求帮助者称为来访者，提供帮助的咨询专家称为咨询者。心理咨询是心理咨询师协助求助者解决心理问题的过程。心理咨询师运用心理学的原理和方法，帮助求助者发现自身的问题和根源，从而挖掘求助者本身潜在的能力，来改变原有的认知结构和行为模式，以提高对生活的适应性和适应周围环境的能力。

心理咨询的基本程序包括：①建立关系；②确定目标；③制定方案；④实施咨询；⑤评估效果。心理咨询技巧就是在心理咨询过程中形成的各种方法和经验。

【实验目的】

1. 掌握　心理咨询技巧的基本原则。

2. 熟悉　心理咨询技巧的基本方法。

【实验原理】

正确地理解心理咨询的内涵，运用心理咨询的方法和技巧，通过共同讨论找出心理问题的原因，分析问题症结所在，进而寻求摆脱困境解决问题的条件和决策。心理咨询起作用的因素主要有：矫正性情绪体验、从事新的有效行为、提出可供选择的生活态度、治疗者与来访者之间的关系、随时准备接受社会影响以及意识扩大性自我探索。

【实验对象和材料】

1. 对象　是那些精神正常但心理健康水平较低，产生心理障碍导致无法正常学习、工作、生活并请求帮助的人群，而不是"病态人群"。

2. 设备　聊天室，实验记录纸。

【实验方法】

首先介绍几种常见的心理咨询技巧：注意倾听的技巧、影响对方的技巧、非言语性技巧和咨询环境设计的技巧。

1. 注意倾听的技巧　"倾听"是一个非常主动地对整个信息反应的过程，是咨询人员运用整个知觉体系去感受对方语言和非语言的信息（如眼神、面部表情、姿态、手势等）。要注意几个原则：①对来访者及谈话内容表示积极的关注；②不随意打断来访者的谈话；

③不妄加评判来访者的心理问题；④积极反馈，用有言语的、非言语的方式表达出来。言语技巧包括：提问的技巧、鼓励的技巧、简单重复对方的谈话内容、表明自己的见解和情感反映等；非言语的技巧如点头、手势、微笑、目光接触、身体动作等。

开放式问题：最有用的倾听技巧之一。常用包括"什么""怎么""为什么"等词在内的语句发问。使用共情式、疑问式和语气温和的发问，有助于治疗者了解来访者的心理问题，能使对方讲出更多的有关情况、想法、情绪等。封闭式问题：以"是"或"不是"，"有"或"没有"，"对"或"不对"，"好"或"不好"等一两个字给予回答。

（1）鼓励 可以使来访者了解到治疗者在认真听他讲话。

（2）说明语句 治疗者对来访者的谈话内容进行实质性的说明。使治疗者检查自己对来访者问题的理解程度，又给来访者重新解释自己的问题，重新探索自己的问题的机会。

（3）情感反映 咨询人员把来访者所表明的情感加以把握再反映给对方。

（4）总结 把来访者所讲的事实、信息、情感、行为反应等经过治疗者的分析与综合后以概括的形式表现出来。

2. 影响对方的技巧 咨询者以积极主动态度参与到会谈之中，通过自己的专业理论知识和方法技术、个人的人生经验、对来访者特有的理解，使来访者从中受益的过程。影响对方的技巧包括：解释、指导、忠告、自我暴露、反馈、逻辑式推论、面质等。

（1）解释 咨询者从自己的参照系出发，以自己的观点说明求询者所叙述的事件，使其换个角度看问题。

（2）指导 让来访者干某事，说某话，或以某种方式行事。

（3）忠告 治疗者为来访者提供指导性信息帮助来访者。

（4）自我暴露 治疗者一种是向来访者表明，对其言行问题的体验；另一种是告诉对方自己过去的一些有关的情绪体验及经历经验。

（5）反馈 为来访者提供自己或他人是怎样看待来访者的问题。

（6）面质 咨询者对来访者有了深刻了解之后，直接对问题症结所做的反应，以帮助来访者了解一些阻碍他自我了解、从事积极行为的一些矛盾冲突。

3. 非语言性技巧

（1）目光的接触 倾听对方讲话时，目光可直视对方，表示积极的关注，自己讲话时，目光接触可少一些。注意不要盯得太紧，令对方产生压力，不自在。

（2）表情动作 表情有面部表情、体态表情、言语表情三种形式。

（3）沉默的技术 积极的沉默表示对方正在思考问题或正思考如何回答，此时不要打断他。消极的沉默是不合作、拒绝、愤怒、不友善的表示，是被动攻击的一种形式。

【实验步骤】

采用角色扮演方法，两两同学为一组，一个扮演患者，一个扮演医生。具体情节，人物的台词、表情、动作等由参与者按照自己扮演角色的设计与理解，自编自演，即兴发挥，但要体现本实验具体的目的要求。

【实验指导】

1. 预习要求 查阅心理咨询技巧的方法。

2. 操作要点 在心理咨询的过程中要表达对患者的尊重、倾听、耐心，根据不同的问题采取不同的方法帮助患者解决问题。

3. 注意事项 坚持保密原则、信赖性原则、教育原则、主体性原则、时间限定原则。

【思考题】

1. 要想成为一个心理咨询员必须具备什么样的品质？
2. 在实际工作中应该怎样培养心理咨询的技巧？

（梁雪梅）

实验三十四　认知行为疗法的模拟训练

【认知行为疗法的简介】

认知行为治疗是由 A. T. Beck 在 60 年代发展出的一种有结构、短程、认知取向的心理治疗方法，主要针对抑郁症、焦虑症等心理疾病和不合理认知导致的心理问题。主要通过改变患者对已、对人或对事的看法与态度来改变心理问题。认知是指一个人对一件事或某对象的认知和看法，对自己的看法，对人的想法，对环境的认识和对事的见解等。

认知行为治疗认为，人的情绪来自人对所遭遇的事件的信念、评价、解释或哲学观点，而非来自事件本身。正如认知疗法的主要代表人物贝克（A. T. Beck）所说："适应不良的行为与情绪，都源于适应不良的认知"。认知行为治疗认为治疗的目标不仅仅是针对行为、情绪这些外在表现，而且分析患者的思维活动和应付现实的策略，找出错误的认知加以纠正。

【实验目的】

1. **掌握**　认知行为疗法的基本原则。
2. **熟悉**　认知行为疗法的基本方法。

【实验原理】

认知行为疗法认为错误的认知和观念是导致情绪和行为问题的根源。因此，咨询的根本目标就是要发现并纠正错误观念及其赖以形成的认知过程，使之改变到正确的认知方式上来。咨询师可以通过提问和自我审查的技术来帮助求助者确定问题，使用语义分析技术来纠正核心错误观念，并运用行为矫正技术来改变求助者不合理的认知观念，经过认知复习巩固刚建立起来的认知过程和正确的认知观念，使求助者在实际生活中能够做到完全依靠自己来调节认知、情绪和行为。

【实验对象和材料】

1. **对象**　焦虑症患者。
2. **设备**　聊天室。
3. **材料**　实验记录纸。

【实验方法】

治疗结构模板：①问候患者；②症状检查；③议程设置；④回顾第一次治疗到现在的家庭作业；⑤执行议程中的认知行为治疗项目；⑥使认知的概念社会化，教给患者认知行为治疗中的基本概念和方法。

行为学方法：活动时间安排表，完成的任务。

（1）识别自动思维

日期	事件	想法（自动思维）	情绪和行为反应

（2）检验假设　不仅帮助患者认识事实，还能发现自己对事物的认识歪曲和消极片面的态度。

（3）检查证据

支持的证据	反对的证据

（4）替代思维

事件	自动思维	反应	替代思维	反应

（5）挑战错误的两极化思维

全或无思维	证明思维不正确的事例	有时候我会

（6）家庭作业　根据治疗进程布置家庭作业，一般包括个人资料的收集、验证假设及认知治疗技术的练习等。

【实验步骤】

1. 建立咨询关系。
2. 确定咨询目标。
3. 确定问题，即提问和自我审查的技术。
4. 检查表层错误观念，如建议、演示和模仿。
5. 纠正核心错误观念，即语义分析技术（灾变祛除、重新归因、认知重建）。
6. 进一步改变认知，即行为矫正技术。
7. 巩固新观念，即认知复习。

【实验指导】

1. 预习要求　查阅认知行为疗法的方法。

2. 操作要点　在制定治疗方案前必须仔细询问患者的情况找出困扰患者的主要问题，

依据患者不同的问题采取不同的方法来进行个体化治疗。

3. 注意事项　在治疗前必须建立良好的治疗联盟，定期督导患者完成任务的情况，如果没有能完成任务，找出原因，再行治疗。

【思考题】

1. 怎样和患者建立良好的关系？
2. 在实际工作中应该如何提高认知行为治疗的能力？

（张东军）

实验三十五　人本主义疗法模拟训练

【人本主义疗法的简介】

人本主义于 20 世纪 50—60 年代在美国兴起，70—80 年代迅速发展，它既反对行为主义把人等同于动物，只研究人的行为，不理解人的内在本性，又批评弗洛伊德只研究神经症和精神病人，不考察正常人心理，因而被称之为心理学的第三种运动。

人本主义理论对心理障碍成因的解释为自我概念与经验之间的不协调。一旦自我概念不是由个人有机体的评价过程来决定，而是内化了别人的价值并把别人的价值当作自己的价值的一部分，为迎合别人的需求与接受从而否定了自己的经验，自我概念与经验间形成冲突并产生不和谐。此时这种不和谐会使人越发感觉不能适应环境，从而出现焦虑、烦躁等异常心理状况并产生心理障碍。

人本主义疗法（humanistic therepy）是建立在哲学基础之上，通过为求助者创造无条件支持与鼓励的氛围使患者能够深化自我认识、发现自我潜能并且回归本我，患者通过改善"自知"或自我意识来充分发挥积极向上的、自我肯定地、无限地成长和自我实现的潜力，以改变自我适应的不良行为，矫正自身的心理问题。

【实验目的】

1. 了解人本主义治疗的实质就是重塑真实的自我，达到自我概念与经验的协调统一。（以患者中心疗法案例为例）。
2. 了解人本主义疗法的原理。
3. 熟悉人本主义疗法的方法及步骤。

【实验原理】

患者中心疗法与精神分析和行为治疗不同，不是靠探究无意识领域或改变反应形式来纠正不正常的行为，而是动员患者内在自我实现潜力，使患者有能力进行合理的选择和治疗。心理治疗主要是调整自我的结构和功能的一个过程。一个人有许多体验是自我所不敢正视和不能清楚感知的，因为面对或接受这些体验，与自我目前的结构不协调，并使其感受到威胁。治疗者如同一个伙伴，就像是可以接受的改变了的自我，帮助患者消除不理解和困惑，产生一种新的体验方式，而放弃旧的自我形象。通过以患者为中心的治疗所产生的新型人际关系，使患者体验到"自我"的价值，学会如何与他人交往，从而达到治疗的目标。与一般的指令性心理治疗比较，患者中心疗法反对操作和支配患者，很少提问题，避免代替患者做出决定，从来不给什么回答，在任何时候都应让患者确定讨论的问题，不提出需要矫正的问题，也不要求患者执行推荐的活动。

【实验对象与材料】

1. 对象 来访者。

2. 设备 心理咨询室。

【实验方法】

1. 来访者主动求助 来访者如果没有改变自我的需要，治疗很难成功。

2. 治疗者说明情况 治疗者向来访者介绍治疗过程，强调来访者的作用，治疗者的作用只是创造有利于来访者成长的气氛。

3. 鼓励来访者自由表达情感 治疗者不管来访者表达什么样的情感，均应以诚恳、友好的态度相待。

4. 治疗者能接受、认识、澄清对方的消极情感 治疗者不只是被动接受对方提供的信息，仅仅对表面的内容作反映，而应深入到对方内心深处，注意发现对方影射或暗含的情感。这是很困难且很微妙的一步。

5. 促进来访者的成长 一旦对方将消极情感表达、暴露出来，模糊的、试探性的、积极的情感便会不断萌生出来。

6. 接受来访者的积极情感 治疗者只需不加评价地接受对方的积极情感，促使对方自然达到领悟与自我了解的地步。

7. 来访者开始接受真实自我 由于治疗者对患者采取了接受和理解的态度，患者便有机会重新认识自我，并接受真实自我。这为对方在新的水平上达到自我整合奠定了基础。

8. 帮助来访者采取决定 新的整合意味着新决定与新行为的产生，治疗者应协助对方澄清可能做出的选择。

9. 疗效的产生 来访者通过自我领悟，达到了对问题的新的认识，某种积极、尝试性的行动便应运而生了。

10. 扩大疗效 在已有尝试的基础上，治疗者应帮助对方发展更深层的领悟，并扩大领悟范围。

11. 来访者的全面成长 来访者克服了对选择的恐惧，勇于探索自我发展的新行动。此时，双方的关系达到顶点，来访者会主动提出问题与治疗者讨论。

12. 治疗结束 来访者感到无需再寻求帮助，治疗即告结束。

【实验步骤】

案例：某女，22岁，医学本科。学习时无法集中注意力，并且进一步谈到感觉自己不孝敬父母，与同学之间的人际关系非常糟糕，总是觉得别人都不理睬自己，感到自卑。来访者除了有时情绪略有激动，基本比较稳定。

第一步：掌握真实的经验。当来访者表露出自己不能集中注意力以及感觉自己不孝敬父母时，咨询者并不急于指正，而是无条件的积极关注，使来访者逐渐放弃自卫的态度。

来访者此时才说出其中的原因：人际关系不好，感觉到别人都不理睬自己，学习时就不由自主去想这些问题，而且一想到父母辛辛苦苦供她上学，自己却在这里胡思乱想，所以感到自己不孝敬，更加的焦虑和不安。

第二步：找回失去的信心。来访者在陈述过自己的问题后，希望咨询者直接告诉她解决问题的答案。此时咨询者遵守"非指导"的原则，只鼓励来访者去回忆人际交往成功的经验，逐渐走出自卑的阴影，找回失去的信心。来访者以前有过好朋友，人际关系也不差，只是在大学中有个同学在背后诋毁她，她又很敏感，认为所有人都讨厌她，感到失去了社会支持。

第三步：走出自己的天地。找回失去的信心后，咨询者进一步指出，要从亲身经历中体会到什么是正确的，什么是错误的，根据自己的价值观去建立自己的价值标准，对事情做出价值判断。此时来访者已经意识到别人的冷嘲热讽只是个别的，只要自己问心无愧，善待他人和自己，不要受别人的左右，拥有独立的人格，就能走出自己的生活天地。

第四步：培养自我成长的能力。咨询者让来访者逐渐意识到，在随时可能会遭遇困难的人生旅途上，决无灵丹妙药可用，咨询者无法单方面开出"处方"来"治疗"来访者"心病"，而是在心理治疗的过程中帮助来访者澄清自己的观念，重树生活的信心，从生活实践中培养自我成长的能力。

【实验指导】

1. 预习要求　查阅有关人本主义疗法的原理及操作方法。

2. 操作要点及注意事项

人本主义疗法并无固定的技术模式，但应把握以下的三个原则。

理解——这是治疗成功与否的基础。设身处地的从患者角度去思考问题，真实地理解他们的想法。真实的理解会令患者感到温暖和尊重。理解表达可以是语言或是非语言的，甚至有时沉默也表达了对患者的理解。

沟通——坦诚的交流是深入探究问题使患者自由表达感受的前提。医患应处于平等的地位，以朋友的方式进行无设防的交谈。

关注——治疗师对患者的关注应是无条件的。对于患者的心理问题不应以批评的态度来对待，而应表达无限的关爱与准确的共情。

【思考题】

1. 患者中心疗法中的心理失调与费斯廷格的认知失调有什么区别？
2. 行为主义、精神分析以及人本主义对于心理障碍成因的解释各有什么不同？

（张　斌）

实验三十六　森田疗法模拟训练

【森田疗法的简介】

森田疗法又叫禅疗法、根治的自然疗法，日本东京慈惠会医科大学森田正马教授（1874—1938）创立，取名为神经症的"特殊疗法"。1938年，森田正马教授病逝后，他的弟子将其命名为"森田疗法"。

森田疗法主要适用于强迫症、社交恐怖、广场恐怖、惊恐发作的治疗，另外对广泛性焦虑、疑病等神经症，还有抑郁症等也有疗效。森田疗法随着时代在不断继承和发展，治疗适应证已从神经症扩大到精神病、人格障碍、酒精药物依赖等，还扩大到正常人的生活适应和生活质量中。其实，森田疗法是一门人生学问。

【实验目的】

1. 了解心理因素在心身疾病发病中的作用（以社交恐惧症患者为例）。
2. 了解森田治疗心身疾病的原理。
3. 熟悉森田疗法的方法及步骤。

【实验原理】

"顺其自然、为所当为"是森田疗法的基本治疗原则。消除思想矛盾，并对疑病素质的情感施加陶冶锻炼，使其摆脱疾病观念，针对精神交互作用这一症状发展的机制，顺应注意、情感等心理状况来应用些措施，并按照患者的症状和体会，经常使之体验顺从自然。

将问题放置起来不是所谓的"顺其自然"。将应当有的东西使其变成一定有的东西才是"顺其自然"。所谓"顺其自然"，并非随心所欲。情绪不是可由自己的力量所能左右的，想哭的时候想要变得愉快，也是勉强。反之，极度愉快时，想努力变得悲伤，也不可能。对不能被自己的力量所左右的情绪，并不逃避，顺其自然地接受，以行动去做应该做的事，这就是顺其自然。另一方面，即使想哭，但如果参加朋友的婚礼，则无论如何也要表现出笑脸，这也是顺其自然。

森田理论要求人们把烦恼等当作人的一种自然的感情来顺其自然地接受和接纳它，不要当作异物去拼命地想排除它，否则，就会由于"求不可得"而引发思想矛盾和精神交互作用，导致内心世界的激烈冲突。如果能够顺其自然地接纳所有的症状、痛苦以及不安、烦恼等情绪，默默承受和忍受这些带来的痛苦，就可从被束缚的机制中解脱出来，达到"消除或者避免神经质性格的消极面的影响，而充分发挥其正面的'生的欲望'的积极作用"的目的。森田疗法强调不能简单地把消除症状作为治疗的目标，而应该把自己从反复想消除症状的泥潭中解放出来，然后重新调整生活。不要指望也不可能立即消除自己的症状，而是学会带着症状去生活。

【实验对象与材料】

1. 对象　门诊社交恐惧症患者一例。

2. 设备　躺椅，症状自评量表（SCL－90）测量，实验记录纸。

【实验方法】

森田疗法不提倡追溯过去，而是要重视当前的现实生活，是通过现实生活去获得体验性认识。像健康人一样去生活，在生活中获得体验性的认识、启发，顺应情绪的自然变化，努力按照目标去行动。

（一）住院式森田疗法

第一阶段　绝对卧床期

把患者隔离起来，禁止患者与他人会面、谈话、读书、吸烟及其他消遣的活动。除进食及大小便外几乎绝对卧床。大约1周。

第二阶段　轻作业期

禁止交际、谈话、外出，卧床时间限制在每天7～8小时，白天一定时间到户外接触新鲜空气和阳光，晚上写日记，晨起及入睡前朗读古诗词等读物。3～7天。

第三阶段　一般作业期

患者可随意选择田间劳动、打扫卫生、手工操作等，但禁止交际、游戏、共同作业、无目的散步、体操等，只是自己做事或读书。1～2周。

第四阶段　生活训练准备期

进行适应外界变化的训练，为各自回到实际的日常生活中做准备。患者要书写以行动为准则的日记，并交给医生批阅。

（二）门诊森田疗法

根据"如果有健康人的举止，心理自然健康起来"的治疗原则，可通过阅读森田的科普书籍或日记指导进行。

（三）生活发现会（可认为是一种集体森田疗法）

这是患者间在以互相帮助、相互启发为基本特征的基础上开展活动的一种组织。又分为地区性集体座谈会和学习会。

【实验步骤】

刘某，女，汉族，高职二年级学生，家有四口人，父母均为农民，弟弟上初中。该生性格孤僻，不喜与人交往，最近只要与本班同学在一起便有强烈排外反应。

第一阶段：诊断阶段

主要是通过会谈，与来访者建立咨询关系，收集来访者的信息，引导来访者回顾所经历过的不愉快事件，交代心理咨询的具体方案和步骤，使求助者充分认识这种症状的严重后果及改善症状的可能性，激发求助者的治疗动机和欲望，从而建立良好的医患关系。

第二阶段：咨询阶段（3次）

第1次咨询：对来访者的病理进行分析，使求助者明白造成现在这种情况的原因，特别是主观原因。对于这些原因，外界的环境等因素都可以进行改善，但是求助者的认知偏差、解决问题的方式以及道德观念等因素的转变都必须求助者的积极配合才能转变。对来访者作的心理障碍的原因分析，来访者表示赞同，并感觉到通过倾诉和分析，心情好像好多了。

第2次咨询：介绍森田疗法的原理，认识到自己对周围事件的错误认识，并逐渐形成正确的认识。不要刻意地去改变什么，有时顺其自然并不会带来自己所想象的可怕后果。

求助者："村里的人对我好像都是异样的眼睛，认为我精神上有问题，说三道四……我一出门，就觉得他们在讨论我。"

咨询师："你听到他们说了吗，说什么了？"

求助者："没有，我觉得他们在说。"

第3次咨询：布置肌肉放松训练的作业，使学生体验紧张和松弛的对立，解决行为逃避问题，由想象训练到实景接触，恢复学生正常的社交状态。

咨询师指导来访者进行放松训练，坚持利用放松音乐对抗紧张情绪，明确方法，建立恐怖等级表，来访者按照老师的要求进行训练，放松效果良好。在"想象—放松"训练的成果上向实景放松训练过度。

第三阶段：巩固阶段（2~3次）

对求助者的现状进行反馈，进一步增强求助者的自信心，同时交给求助者一些交往的技巧，鼓励求助者放下包袱，多进行自我训练，逐渐恢复和扩大社交的范围，体会社交带来的快感。

【实验指导】

1. 预习要求　查阅有关森田疗法的原理及操作方法。

2. 注意事项

（1）在室温25℃左右、安静的治疗室内，患者放松地躺在躺椅上，解松领扣、腰带。

（2）全身肌肉放松程序。依次为上肢、下肢、躯干（腹部、腰部、肩背部）、颈部、面部肌肉。首先作收缩与放松交替的练习，最后作全身肌肉放松练习。

（3）治疗前、治疗过程中与治疗结束后，由观察者填写记录单，患者自填症状变化量表，这样可做出对比，确定有无疗效。

【思考题】

1. 如何做松弛训练？
2. 为什么森田疗法治疗神经症有效？
3. 神经症与其他症状有什么区别？

（刘传新　张东军）

实验三十七　团体心理治疗训练

【团体心理治疗的简介】

团体心理治疗，一般是由 1~2 名治疗师主持，治疗对象可由 8~15 名具有相同或不同问题的成员组成。治疗以聚会的方式出现，可每周 1 次，每次时间 1.5~2 小时，治疗次数可视患者的具体问题和具体情况而定。

在治疗期间，团体成员就大家所共同关心的问题进行讨论，观察和分析有关自己和他人的心理与行为反应、情感体验和人际关系，从而使自己的行为得以改善。

团体心理治疗的主要特色在于随着时间的进展，团体成员自然形成一种亲近、合作、相互帮助、相互支持的团体关系和气氛。这种关系为每一位患者都提供了一种与团体其他成员相互作用的机会，使他们尝试以另一种角度来面对生活，通过观察分析别人的问题而对自己的问题有更深刻的认识，并在别人的帮助下解决自己的问题。

【实验目的】

1. 了解心理因素在心身疾病发病中的作用（以原发性高血压为例）。
2. 了解团体心理治疗的原理。
3. 熟悉团体心理治疗的方法及步骤。

【实验原理】

团体是一个微型社会的缩影，通过团体中成员之间的互动以及真实感受的反馈，了解自己在日常生活中人际交往的模式，促使个人在人际交往中观察、学习、体验，认识自我、分析自我、接纳自我，改善和调整人际关系，学习新的态度与行为方式，从而发展良好的生活适应。

团体治疗由于治疗同盟的建立，易使人产生归属感，通过设身处地地去体会其他成员的思想、情感或行为而产生共情。通过帮助他人，产生利他感，通过学习，习得一些技巧，对自信心提高、改善疾病症状有好处。

很多时候个体咨询做了很久都找不出头绪的个案，放到团体里，很快就会呈现出他的问题所在。尤其是对心理防御比较强，性格相对偏执的患者，在团体治疗里会很快暴露真实的人际模式，往往因为这些人际模式的互动给患者带来了很大的情绪困扰和困难，从而导致很多的心理问题，团体治疗中呈现出的问题（也许患者本人从来没有意识到的）恰恰是治疗和修通的非常重要的契机。

【实验对象与材料】

1. 对象　心理咨询者 8 人。

2. **材料**　椅子、纸、笔、大头针、眼罩、团体心理咨询室。

【实验方法】

1. **利他思想**　透过其对团体成员的协助而感受到自己蛮好的，或认识到自己的某些优点。

2. **团体凝聚力**　团体成员体验到的一种「大家在一起」的感觉，即团队（团结）精神。成员有被接纳及不再和旁人隔离开来的感觉。

3. **普同性**　成员接收到其他成员也有类似问题及感受，不再认为"只有我才是这样的"，从而降低了紧张不安的感受。

4. **人际学习**　成员透过他人对自己的观感看法，从而更清楚了解自己的问题的本（性）质。

5. **人际学习**　团体为成员提供了一定的机会，让成员有机会以一种更能适应的方式和他人关联、交往。团体是成员练习新的行为方式的场所，是一个实验场。

6. **引导指示**　透过治疗师或其他成员传递信息、分享信息、给予建议。

7. **情绪倾泻**　成员在团体中将对过去或此时此地发生状况的情绪释放出来，从而使情绪得到缓解。这些情绪包括愤怒、悲伤、哀愁等，而在过去这些是很难或不可能让它释放出来的。

8. **认同模仿**　成员认为他就像团体中另一位成员或治疗师，因而在行为上模仿他。

9. **家庭重现**　在团体中重现某些原初家庭的不良经验，并给予矫正重整的机会。团体中新的、有效的经验将取代既往的不良经验。

10. **自我了解**　成员尽可能了解到自己行为的机制和起源，从心理上认识到自己的疾病。

11. **希望灌注**　成员看到其他人进步了或正在进步中，因而觉得团体是有帮助的，对团体能帮助自己产生乐观的希望。

12. **存在因素**　成员最终要接受他必须为自己的生命负责的事实。

【实验步骤】

1. **创始阶段**
（1）创始阶段特征　团体结构松散，人际沟通表面化，成员多种情绪体验。
（2）领导者任务　建立信任感，明确目标（团体、个人），定团体契约。

2. **过渡阶段**
（1）过渡阶段特征　矛盾冲突与控制，挑战团体领导者，表现出抗拒，成员焦虑与防卫。
（2）领导者任务　协助团体建立自我表达的模式，提供鼓励和挑战。

3. **成熟阶段**　深入探讨个人问题和学习有效行为，以促成理想行为的达成。该阶段凝聚力很强，包括了团体对成员的吸引程度、归属感、包容和团结，是团体成功的必要条件，为团体提供向前发展的动力。

4. 结束阶段 使成员能够面对即将分离的事实，协助成员整理归纳在团体中学到的东西，鼓励信心，巩固团体成员的获得，并将所学应用于日常生活中，使改变与成长继续。

【实验指导】

1. 预习要求 查阅有关团体心理治疗的原理及操作方法。

2. 操作要点

（1）参加团体治疗的条件 有动机、想改变，准备好要做改变；对团体治疗有信心，愿意参加治疗；有足够的心理成熟度，能反思自己、关注他人，能耐受治疗过程中暂时的不如意。

（2）技术要点 倾听、提问、鼓励、释义、情感反应、具体化、面质、解释、自我开放。

3. 注意事项

（1）保密、知情同意原则。

（2）尊重、热情、真诚、共情、积极关注原则。

（3）治疗前、治疗过程中与治疗结束后，由观察者填写记录单，患者自填症状变化量表，这样可做出对比，确定有无疗效。

【思考题】

1. 团体心理治疗的目标是什么？
2. 团体心理治疗的主要适应证是什么？

（曹磊明 谌利民）

实验三十八　家庭治疗训练

【家庭治疗的简介】

家庭治疗是以家庭为对象实施的团体心理治疗模式。是指几个家庭成员或所有家庭成员都参见的治疗，通常包括父母亲及小孩。许多家庭正是因为小孩的问题而需要寻求帮助，有的还有其他孩子、祖父母，或家庭的其他成员参加。家庭治疗的特点：不着重于家庭成员个人的内在心理构造与状态的分析，而将焦点放在家庭成员的互动与关系上；从家庭系统角度去解释个人的行为与问题；个人的改变有赖于家庭整体的改变。

家庭治疗的目的是协助家庭消除异常、病态情况，以执行健康的家庭功能。治疗的成功依赖于几个人的合作，故家庭治疗的脱落率较高。无论采取何种方法，治疗师均要帮助家庭达到以下目标：①改善沟通；②增强改善每一位家庭成员的自主性；③增强有关角色的认同；④减少冲突；⑤减轻家庭成员中患者的痛苦。

【实验目的】

1. 了解家庭治疗在改善家庭功能中的作用（以结构家庭治疗模式为例）。
2. 了解家庭治疗的原理。
3. 熟悉家庭治疗的方法及步骤。

【实验原理】

结构式家庭治疗法是基于一些对家庭动力及其组织的假设而展开治疗的方法。它假设个人问题与家庭的动力和组织具有密切的关系，改变家庭动力和家庭组织的过程，可以改变个人及家庭。

【实验对象与材料】

1. **对象**　家庭成员。
2. **设备**　心理咨询室，实验记录纸。

【实验方法】

1. 以家庭作为治疗的单位。
2. 与注重行为表现及解决方法相比，更关注情况与过程。
3. 注重此时此地的实际情况，而不着意于追寻陈年旧事对案主和家庭的影响。
4. 相信行为问题只是一个更加严重但不显眼和尚未爆发的家庭问题的外在表现。
5. 并不把个人行为问题作为治疗的焦点，治疗的目标和焦点是改变家人交往的方式。

6. 治疗的过程并不只是直线的、单对单的谈话方式，而是多元化、多层式地照顾或留意到家庭的动力和系统的组织。

7. 除了应用心理动力理论去了解人的心理与境况的关系外，还借助了一般系统理论、学习理论、沟通理论及回馈等去了解家庭动力和组织。

【实验步骤】

结构式家庭治疗法的过程包括"进入家庭""评估"及"介入家庭"三大环节，每个环节是同期进行而不是分开的。

1. 进入家庭 只有进入家庭的现实环境，去观察他们的互动过程，才能切实把握家庭的结构。

（1）技巧

①入乡随俗。了解家庭的规则、习惯。

②注重调查交往过程。了解家庭的联盟、对症、适应能力、边界、权力架构和家人间的影响力。

③模仿。模仿家庭成员的行为方式，语言表达方式和家庭成员沟通。

（2）立场

①贴近的立场。工作者如同家庭中的一个成员。

②中间的立场。工作者作为家庭问题的调查者，采取一个中立的立场。

③远离的立场。工作者以专家的身份对家庭进行指导与治疗。

2. 评估 评估是在搜集资料的基础上对家庭的功能失调进行诊断。每个家庭的问题有其独特性，工作者通过评估，就可以对每个家庭问题的特殊性有深入细致的了解，在此基础上制定的治疗方案才能更有针对性。

（1）评估的项目和内容

①家庭的形态和结构。

②家庭系统的弹性。

③家庭系统的回馈。

④家庭生活环境。

⑤家庭生命周期。

⑥家庭成员的症状与家庭交往方式之间的关系。

（2）评估的过程

①事前的准备。

②进入家庭，探索家人的交往过程。

③了解家人交往的情况及改变的弹性。

④找出有问题成员的优点。

⑤重新界定问题。

3 介入家庭

（1）改变家庭的看法

①集中焦点。

②导致强烈的感觉。

（2）改善家庭的结构

①划清界限。

②破坏有害的家庭结构。

③揭示有关家庭互补性的作用。

（3）改变家庭错误的世界观

①协助建立世界观。

②似是而非的技巧。

③强调优点。

【实验指导】

1. 预习要求　查阅有关家庭治疗的工作原理及操作方法。

2. 注意事项

（1）在重性精神病发作期、偏执性人格障碍、性虐待等疾病患者中，先不考虑首选家庭治疗。如果有其他肯定的精神病理问题，如心境障碍、精神分裂症等，家庭治疗可作为辅助手段。

（2）治疗前、治疗过程中与治疗结束后，由观察者填写记录单，患者自填症状变化量表，这样可做出对比，确定有无疗效。

【思考题】

1. 家庭治疗的主要分类有哪些？

2. 何为结构家庭疗法？

3. 家庭系统的特点是什么？

（刘传新　刘可智）

实验三十九 个案督导训练

＊来访者一般情况

女：12岁，汉族，某小学六年级学生，家住市内，在家住宿。出生背景为父母领养。因情绪低落写信主动求助咨询。有强烈的求助于愿望。来访前班主任曾多次向咨询教师介绍过该生概况，性格内向、孤僻，以前在学校学习成绩优秀，最近有些异常，成绩下降，无其他行为问题。（督导意见：来访者不需要写出真实姓名，这样符合保密原则。）

＊咨询师第一次观察

来访者衣着整洁，马尾辫，没有化妆，表情忧郁，目光暗淡，可以看得出来，情绪低落，脸上充满困惑和犹豫的神态，坐在桌旁，半天没有说话。

＊来访者主诉述

新学期刚开始，我就遇到了一个麻烦，请您帮我想想办法吧！

以前，我学习很好，老师很少在学习方面批评我。我这学期学习成绩不如以前了。这不，刚开学几天，我就挨老师好几次批评。如果是别的时候，我就自己想想办法，和朋友说说心里话，心结就解开了。可这是小学的最后一学期，我不想给老师留下一个坏印象。心理老师，您给我提一个新的学习计划，让我轻轻松松的学习吧！（督导意见：个体咨询在来访者主诉后要进行诊断与评估。）

＊来访者问题归类

学习烦恼、师生关系焦虑。

＊本案例诊断

一般心理问题，属心理咨询范畴。

＊本案例采用的模式与方法

发展模式与指导模式相结合；情绪疗法，行为疗法。使用倾听技术，观察技术提问技术，影响性技术、鼓励性技术。

＊本案例咨询目标

1. 短期目标：学生悟出自己学习下降的主要原因。

2. 长期目标：找出原因后，利用咨询手段使学生尽快地从困境中走出来。

＊咨询进程

×年×月×日—×年×月×日，两周，共进行两次咨询。

（第一次咨询）

来访时间：×年×月×日×午×点。

咨询地点：心理咨询室。

咨询师观察：来访者衣着整洁，马尾辫，没有化妆，表情忧郁，目光暗淡，可以看得出来，情绪低落，脸上充满困惑和忧郁的神态，坐在桌旁，半天没有说话。

师："请问你有问题吗？那么，你要我为你提供帮助吗？"（督导意见：能够与来访者达到共情，拉近与来访者的距离，使来访者得到放松，不紧张。）

生："是的，老师，我就找你"。（观察到来访者回答很急）

师："请坐吧，我们慢慢谈可以吗？"双方呈45°角座位。

师："好，我很感谢你对我的信任，我会尽力帮助你，好吗？"

生："新学期刚开始，我就遇到了一个麻烦，请您帮帮我好吗？"

师："你能把详情说说吗？"（观察来访者的表情较急切）

生："以前，我学习很好，老师很少在学习方面批评我。我这学期学习成绩不如以前了。这不，刚开学几天，我就挨老师好几次批评。如果是别的时候，我就自己想想办法，和朋友说说心里话，心结就解开了。可这是小学的最后一学期，我不想给老师留下一个坏印象。心理老师，您给我提一个新的学习计划，让我轻轻松松的学习吧！"

师："听了你的叙述，老师为你感到很难过，但是更想帮助你，你愿意接受老师的帮助吗？"

生："我愿意"。（眼睛充满希望，表情也自然多了）（督导意见：咨询师能够及时观察到来访者的表情与行为，为咨询做到良好的铺垫。）

师："老师会尽力帮助你，但问题最终能够解决的关键还要靠自己的努力程度，你说呢？这里有一些表格，你可以填写吗？（老师为你保密）。"（生填写表格）

师："你现在的情况，老师很理解你，刚刚开学，在学习与生活上都比较紧张，长时间（两个月）的放假已使你自己的思想行为比较放松。因此，你现在感到很累，下面跟老师做一个放松训练好吗？"（来访者点头）（带领来访者作放松训练两次）（督导意见：咨询师能够根据来访者的心境做放松训练，可以为咨询的进程顺利进行打基础，这样比较好。）

师："你现在感觉如何？"

生："比刚才好多了。"

师："这个练习可以帮助你稳定自己的情绪状态，减轻你的疲劳感，希望你每天回去自己坚持做15分钟。可以吗？"（督导意见：放松训练时间因人而异。）

生："是作业吗？"

师："是的，需要认真完成。相信你会做好的。现在还有一个小任务需要你来完成，这里有张白纸，你愿意在上面写一下你自己的优点吗？能写多少就写多少。"（来访者迟疑了一下，随即点头开始写：①我爱劳动，任劳任怨；②爱学习；③对朋友坦诚；④喜欢帮助别人；⑤考虑别人的想法。）

师："你知道吗？你还有很多优点，比如你对老师很有礼貌，你对自己非常负责任，否则你也不会来找老师做咨询，对吗？"（督导意见：不要用封闭式问答形式与来访者沟通，用开放式问答。）（咨询师观察来访者开朗很多了）

生："我有这么好吗？"

师："你还会越来越好，老师相信你。"

师："这次咨询就要结束了，你还愿意做第二次咨询吗？"

生："很愿意，下一次是什么时候呢？"

师："你我都方便的时候，最好是下周的某一个时间。"

生："下周二下午三点没课。"

师："那么我们下周二见。"

师："你今天的表现非常好，继续努力，我们下周见。"

（咨询师与来访者互相道别）（第一次咨询结束）（督导意见：第一次咨询的方案与技巧还有待进一步研究与探讨，让每一次前来咨询的学生，都能够有一个比较满意的答卷，这样建立他们的自信心，鼓励性语言要加强，共情要进一步深入，达到来访者对咨询师的信赖。）

（第二次咨询）

来访时间：×年×月×日×午×点

地点：心理辅导室。

咨询师观察：来访者换了衣服，很干净的感觉。行动言谈少了点拘束，但目光仍躲闪，低头。

师："欢迎你，你很守时，上次的作业做了吗？感觉如何？"（督导意见：这里感觉你是在和一个学生谈论作业是否完成，而不是你的来访者的身份。）

生："现在情绪好多了，不过还是没有什么自信心。"

师："这正是我们这次要重点解决的问题。过去也是这样的没信心吗？"（督导意见：像老师教育学生的口吻。）

生："过去也有信心。"

师："现在，我们两个人来共同分析，你为什么成绩提不上来的原因吧！"（督导意见：又是封闭式问答，会影响你与来访者的关系。）

生："好吧！"

师："你以前学习不用家长、老师操心，但是本学期由于长时间的休息，而导致了你学习懒散，学不上去的主要原因。老师很理解你，在成绩不理想的情况下，你为此而担忧，说明你很有进取心。但是，你想过没有，如果你一味地忧虑和担心，会给你实现理想带来更大的阻碍，你说对吗？（她没有说话，只是专注地望着我）人生活在世上，能有多少次失败？"（督导意见：又是在和一个学生谈话，教育内容很多，换个方式。）

生：（小声说）"无数次。"

师："每一次考试一点闪失都没有是不可能的，世上绝没有'常胜将军'，更何况你呢？人生的第一个十字路口，同学们都在努力，这次可能你胜，下次可能失败。一次不顺利、不如意，不能代表永远不成功。只要有强烈的进取心、自信心，成功就一定会属于你的。（看着来访者认真地听我的分析）你知道考试的意义吗？"

生："是不是检查老师的教学水平；检查学生对知识的掌握情况？"

师："对，考试是一种手段，其目的之一就是检查教师的教；对学生而言，就是检查知识掌握的情况和学习能力，最终还具有选拔人才的作用。明白了考试的意义，你再考虑一下，学习成绩与学习能力是什么关系？"师："学习成绩在一定程度上反映了一个人学习能力的高低，但有时又不能完全反映出来。如果身体欠佳，情绪低落等常常成绩也不会提高。"（督导意见：以上一些对话可以看出，咨询师的话太多，让来访者有一种被训，受教育的感觉。换个提问方式。）

生："其实，仔细想想，我确实学的较扎实，有一定的实力。"

师："我很高兴你能客观而又公正的评价自己，很好，看来你对自己有清楚的认识。信心师成功的主要因素，你是否可以这样试一试，找一些带有鼓励性、支持性的名人名言作为座右铭，随时给自己警示。再看看自己在学习方面是否还有问题，及时发现及时改正。"（从她那透着光亮的眼神中，我已读懂，她已经明白了我的意图）

生：（爽快地答）"行，我试试看，老师，谢谢您，经您这么一说，我现在的情绪好多了，我觉得自己又恢复了信心，不那么自卑了。"

师：（提供来访者看不进去书的小窍门，同时教会她自我放松，采用松弛训练和想象训练法交替进行）"考前看不进去书特别烦时怎么办？①学习你最感兴趣的学科；②烦恼时不去看书，去休息；③烦恼时不去看书，去打球；④烦恼时做简单的题，不作难题；⑤烦恼时不做题，看基本概念。一旦发现疲劳或感到焦虑倾向时，可做放松训练。（深呼吸法、肌肉放松法、穴位按摩放松法）"

生："谢谢老师，今天我收获真的不少，还增添了许多信心。"

师："老师希望能看到你的微笑与成功。"（督导意见：提供来访者的心理咨询的技巧还需研究，在谈话方式、共情、鼓励技术上还需加强。）

*咨询效果

咨询结束后，我在平时观察来访者，远远地就开始和我打招呼，脸上露出自信的笑容。后来，来访者在×月份的月考中成绩又恢复到以前的程度上来。

通过咨询，可以使学生重新增添了自信心，可以把学习这个任务放轻松了。可以看出来，来访者有信心与能力接受此次考试中的挑战。

根据与来访者班主任交流，班主任介绍说该生目前转变很大，性格开朗活泼了很多，还担任了一门课的课代表，积极性很高，脸上的笑容多了。

*咨询反思

通过两次咨询，能够摆脱来访者的心里困惑，是心理教师最感欣慰的事情，在老师的疏导帮助下，该生活泼开朗了，信心增添了。今后在咨询类似心理困惑问题应多注意以上的方法。

（张东军　王国强）

参考文献

[1] 杨凤池，崔光成. 医学心理学 [M]. 北京：北京大学医学出版社，2013

[2] 姜乾金. 医学心理学 [M]. 北京：人民卫生出版社，2010

[3] 姚树桥，杨彦春. 医学心理学 [M]. 6版. 北京：人民卫生出版社，2013

[4] 刘新民，程灶火. 医学心理学 [M]. 合肥：中国科技大学，2014

[5] 马存根. 医学心理学 [M]. 北京：人民卫生出版社，2013

[6] 钱铭怡. 心理咨询与心理治疗 [M]. 北京：北京大学出版社，1994

[7] 刘新民. 变态心理学 [M]. 北京：中国医药科技出版社，2005

[8] 戴晓阳. 常用心理评估量表手册（修订版）[M]. 北京：人民军医出版社，2015

[9] 李建明. 精神病学 [M]. 北京：清华大学出版社，2011

[10] 郝伟，于欣. 精神病学 [M]. 北京：人民卫生出版社，2015

[11] Mayer – Salovey – Caruso Emotional Intelligence Test（MSCEITV 2.0）Item booklet [M]. Toronto：Ontairo，MHS Pubishers，2002

[12] 王晓钧，刘薇. 梅耶－沙洛维－库索情绪智力测验（MSCEITV 2.0）的信度、结构效度及应用评价研究 [J]. 心理学探究，2008，28（2）：91